张锡纯医学师承学堂

儿科讲记 （第二版）

李静 著

中国中医药出版社

·北京·

图书在版编目（CIP）数据

张锡纯医学师承学堂儿科讲记 / 李静著 . —2 版 . —北京：
中国中医药出版社，2021.6
（中医师承学堂）
ISBN 978-7-5132-6245-3

Ⅰ . ①张… Ⅱ . ①李… Ⅲ . ①中医儿科学 Ⅳ .
① R272

中国版本图书馆 CIP 数据核字（2020）第 093497 号

中国中医药出版社出版

北京经济技术开发区科创十三街 31 号院二区 8 号楼
邮政编码 100176
传真 010-64405721
三河市同力彩印有限公司印刷
各地新华书店经销

开本 710×1000 1/16 印张 12 字数 171 千字
2021 年 6 月第 2 版 2021 年 6 月第 1 次印刷
书号 ISBN 978-7-5132-6245-3

定价 49.00 元
网址 www.cptcm.com

社 长 热 线 010-64405720
购 书 热 线 010-89535836
维 权 打 假 010-64405753

微信服务号 zgzyycbs
微商城网址 https://kdt.im/LIdUGr
官 方 微 博 http://e.weibo.com/cptcm
天猫旗舰店网址 https://zgzyycbs.tmall.com

如有印装质量问题请与本社出版部联系（010-64405510）

丛书再版前言

2007年9月，我的第一本书《名医师承讲记——临床家是怎样炼成的》由中国中医药出版社出版发行。后应出版社刘观涛主任所邀，按中医教科书的模式，用我的思路，用中医传统的四诊八纲辨证论治，再加上我擅长的舌诊，以师生对话的形式还原真实的现场诊治和带教过程，继承、发扬张锡纯先生的中西汇通医学，写成了此"张锡纯医学师承学堂"内、外、妇、儿、皮科系列讲记。

时代不同了，张锡纯先生那个时代衷中参西的一些药物都已经更新换代，而作为现代的中医更要明明白白治病，需要掌握基本的西医知识，夯实中医基础，培养中医思维，才能更好地实现衷中参西。

以中医的病名为例，有的包括几种西医病名，例如"积聚"，包括了西医的多种癌症；有的却只是一个症状表现，例如"呕吐"。这导致现代中医与西医的病名检测结果很难汇通与结合，大众也对很多中医病名不能明白和接受。比如西医的脑血管意外，中医叫"中风"；高血压，中医叫"眩晕"，但很多患者会说"我不晕啊，我就是血压高"；糖尿病西医学分1

型和 2 型，中医叫"消渴"，可能患者会说"我不渴，我就是血糖高"；再比如乙肝，中医叫"胁痛"，而患者会说"我胁不痛，我就是乙肝'大三阳'"。

因此，我用多年来研习张锡纯先生《医学衷中参西录》的理念，结合西医学的检测辨病，尝试用这套讲记与现代中医教科书汇通，与西医学病名、检测方法汇通，实亦为继承发扬张先生衷中参西、中西汇通之志也。

此系列书发行以来，我收到许多中医同行读者的反馈，表示原来读张锡纯先生的书有很多不甚明了之处，读完我写的内、外、妇、儿、皮科系列讲记，再去读张锡纯先生的书便豁然开朗。也有不少读者为了治病四处辗转求医，甚至买了许多中医书自学，最终用这套书中的理法方药治好自己和家人的病，从而慨然改习中医。前来求学拜师者众，有许多读者因购不到我写的这套书而遗憾，更有在某旧书网上高价购买者。而我本人却诚惶诚恐，总觉自己才疏学浅，难以表达张锡纯医学之万一。现得中国中医药出版社刘观涛主任及其团队所邀，将此系列书修订后再版，本人不胜感激！

李　静

2021 年 5 月 1 日于深圳

一版自序

　　本书将中医儿科学与张锡纯《医学衷中参西录》治小儿病方之"定风丹""镇风汤""逐寒荡惊汤""加味理中地黄汤"，以及医方编治癫狂方、治痫风方诸方论，按照现代中医教科书儿科学之体系分类，以中为主，衷中参西，即西医检测辨病，中医辨病与辨证相结合，西医辨病名与中医辨病名融会贯通之。

　　师承者，师承张锡纯先生衷中参西之意也。故本书于每一病之辨证论治中，皆将张锡纯先生之方论要点列入书中，力求与现代中医教科书相对应。《医学衷中参西录》书中有通治之方，通治之论，读者宜领会之，于无字句处读书，触类旁通是也。将治伤寒方中生石膏与白虎加人参汤，治温病方中之滋阴清燥汤加味，组方名为衡通滋阴清燥汤，特别适于现代小儿稚阴稚阳之体阴虚湿热瘀燥诸病，每用于儿科病咳喘、扁桃体炎、惊风、发热、腹泻者，药味淡而功效著。书中之活络效灵丹方论可为现代儿科病气血瘀滞诸病证需通之散之者，即可攻者。理冲汤可为脏腑气血阴阳失衡，需用攻补兼施之法者。十全育真汤方论，可为治偏虚兼有瘀滞之需多补少攻者。内托生肌散方论，可为需用托补法并用之者。书中药物编之羚羊角、生石膏、滑石、山药、生鸡内金等方药功用之论，可为儿科诸病用一二味药攻病之大法要旨。生赭石于儿科病吐、惊、痫、厥诸证则更为简捷效佳，示通用方与专方相结合之意也。笔者常师此意，用对证之药一二味以攻病，佐以补益之药，有气血瘀滞者与衡通法诸方组方，找出偏差，纠正偏差。有是证用是方，有是证用是药。《医学衷中参西录》书中有与现代中医教科书不相符合者，本书尝试与现代中医教科书汇通之，与现代医学病名与检测方法汇通之，实亦为师承张先生衷中参西之意也。

讲记者，讲述本人学习运用，领悟发挥，发扬光大，继承先生之志也。故每病讲记大致分为：

一、"师承切要"，讲述师承运用张锡纯先生衷中参西之心得体会，力求切中要点。

二、"临证要点"，讲述一病有一病之主方，一方有一方之主药，抓主证、首选方、简便方、单方、验方，衷中参西，衡而通之之要点。

三、"释疑解难"，疑者，是指病情比较复杂，阴阳表里交错，寒热虚实混淆，以致真假莫辨。难者，除辨证方面的扑朔迷离之外，还有一部分目前尚缺乏理想的治疗方法。通过案例辨析，每病证则多问几个为什么，力求"全面还原"诊断的过程、细节及思考，乃至于犹疑、失误与反复。

一家之言，谬误之处在所难免，敬请高明指正。希望对师承学习中医者、师承学习中医儿科学者、读用《医学衷中参西录》者有所帮助。中医是怎样炼成的？中医原来是这样炼成的，即：不断学习，不断探索，不断进步！

李静

2010 年 4 月于深圳

目　录

第一章　儿科病治法概说

　　从衡通理念出发，找出偏差，纠而正之，宜简勿繁，用对证之方或对证之药一二味以攻病，佐以补药，是为立于不败之地之兼备法，即"衡则需通，通之则衡"之衡通法也。武学之最高境界是飞花摘叶皆能伤人，医学之最高境界是用药轻描淡写，四两拨千斤。

　　现代人因用西药多，故对小儿服用中药多有畏难情绪。每诊小儿病，多为屡用西医法不能效，或效不佳者。故需向家长说明中医中药之长处，说明中医中药治病，是从整体观念出发的，与西医对症治疗不同。说明西医理论不能调和人体脏腑阴阳气血之理，说明西医药之抗生素、消炎药类久用必然导致气机瘀滞之理，说明气化功能失调则病生之理。说明抗生素消炎类药皆属凉性，血得凉则凝，得温则行，故治病需疏通气血之理。说明久用抗生素可伤阳气，而瘀滞若有热者，同样可致瘀热坚实，非止伤阳气，同样可耗其阴液之理。说明同为发热，西医是对症处理，中医是找偏求因，用药为逐邪外出之理。说明病去则人安之理，说明人体脏腑气血阴阳平衡则无病之理。说明小儿病如扁桃体炎，西医需用消炎药与手术方能消除，中医则清热活血、化痰散其瘀结即可消散之理。说明西医对于鼻窦炎每需手术仍然复发，慢性咽炎治疗用抗生素为何效不佳？是病因未除，是为治标未能治本之理也。

　　向病家说明现代人之病，皆属人体脏腑阴阳气血失调而致气血瘀滞兼夹诸证，即中医之外感六淫为风、寒、暑、湿、燥、火，内伤七情为喜、怒、忧、思、悲、恐、惊，皆可致气血瘀滞之理。抗生素只能抑菌消炎不能治气血瘀滞，用久则更令气血瘀滞之理。说明西医理论辨病虽然明察秋毫，然其于脏腑气血阴阳失调不能辨出，故不能治之之理。说明西医理论能辨出贫血，不能辨出贫气，而且气虚、气滞、气结、气郁、气脱、气陷、气散皆属无形，故不能辨出之理。而气行则血行，气滞则血滞，气结则血结，气脱则血脱，气陷则血陷，气散则血散。说明人体脏腑阴阳气血失调则病生，是为失衡，衡则需通，通之则衡之理。而用中医之八纲辨证理论找出病因，祛除病因是为标本同治，是为令其衡之理。说明西医辨病是其长处，中医辨病再加辨证是中医之长处之理。说明病属气血瘀滞之理，说明有因虚致瘀者，有因瘀致虚者之理。

　　向病家说明久病必有瘀结，故有有形之结与无形之结之轻重之分，即病有轻重不同之理。西医能查出之病多属有形之结，查不出者多为无形之结。无形之结多属气滞血瘀，有形之结多属血瘀气滞兼有所偏。无形之结者，如精神病、神经性头痛、失眠、过敏性疾病等。有形之结者，轻者为囊肿类、鼻窦炎、慢性咽炎、痔疮等，重者为肝硬化、肿瘤类。无形之结之轻者中医用疏通气血法愈之也易，是为通之则衡。无形之结之重者愈之也难，是为衡则需通。因瘀致虚者愈之也速，是为体未虚故宜衡，是为通之则衡。因虚致瘀者，愈之也缓，是为体已虚，需补之，方可令其通方可衡。有形之结之轻者西医法治多为治标，如囊肿类、鼻窦炎类，手术后仍然复发即是未能祛除病因。有形之结之重者，手术化疗虽欲治本，然也愈之不易，愈后复发是为未能治本，即未能治其病因故也。说明中西结合，取长补短是中华最佳医学之理。说明西医之长是治标，中医之长是治本，衷中参西是为标本同治之理。说明何病该用西医法，何病该用中医法。用西医法治疗的预后是什么，中医治疗的结果是什么，中西医结合的结果又是如何，是现代中医之任也！

　　临证每从整体观念出发，辨证论治，用衡通法来衡量之，找出偏差，用对证之方或对证之药一二味组方攻病，佐以补药。对证之方者，往往师其法而不泥其方，有是证用是法，有是证用是方。用对证之药一二味者，非止限于一二味也。佐以补药者，阴虚者补其阴，阳虚者补其阳，气虚者益其气，血虚者养其血。

　　儿科常用内治法有以下各种。

（一）疏风解表法

具有发汗解肌、疏风透疹、透邪外出作用的治法，用于外邪犯表的证候。辛温解表常用麻黄加知母汤、衡通温通汤；辛凉解表常用张锡纯先生之清解汤、凉解汤、寒解汤、和解汤、滋阴宣解汤、滋阴清燥汤等加减运用；解暑透表常用六一散加味；透疹解表常用张锡纯先生擅用之羚羊角、茅根、蝉蜕等组方。

（二）宣肃肺气法

具有宣发、肃降肺气，恢复肺气正常呼吸功能的治法，用于肺失宣肃的证候。宣肺、肃肺止咳常用张锡纯先生之黄芪膏法改汤组方为衡通止咳汤，衡通黄芪止咳汤；泻肺平喘常用麻杏石甘汤、小青龙加石膏汤、从龙汤；宣肺利水常用张锡纯先生之表里分消汤、桂芍知母汤等。

（三）燥湿化痰法

具有调脾化湿、祛除痰饮、分清别浊作用的治法，用于湿浊痰饮的证候。温燥化湿常用衡通理痰汤；清热祛湿常用衡通湿毒汤；温化痰饮常用衡通理痰汤；清化痰热常用衡通化痰定风汤。

（四）清热解毒法

具有清热泻火、凉血解毒、清解里热作用的治法，用于里热实证的证候。清气分热常用衡通白虎汤、衡通清毒汤；清营凉血常用清营汤、衡通滋阴汤；泻火解毒常用衡通解毒汤；清脏腑热分别采用衡通清肝汤、衡通清肺饮、衡通馄饨泻心汤、泻白散、泻黄散、葛根黄芩黄连汤等。

（五）通腑泻下法

具有通便下积、攻逐水饮、荡涤实热作用的治法，用于里实积聚的证候。通腑泻热常用大承气汤、衡通陷胸汤、衡通承气汤；润肠通便常用麻子仁丸；泻下逐水常用衡通荡胸汤；驱虫攻下常用乌梅丸改汤等。

（六）消食导滞法

具有消乳化食、消痞化积、通导积滞作用的治法，用于乳食积滞的证候。消乳化积常用消乳丸；消食化积常用保和丸；通导积滞常用枳实导滞丸；健脾消食常用健脾丸等，现代常用健胃消食片等。

（七）活血化瘀法

具有疏通血脉、畅达血流、消除瘀积作用的治法，用于血脉瘀滞的证候。温经活血常用衡通温通汤；凉血活血常用衡通清毒汤、散毒汤；行气活血常用衡通汤；破瘀消癥常用衡通理冲汤、衡通散结汤等。

（八）安神开窍法

具有安神定志、镇惊宁心、通窍开闭作用的治法，用于神志不宁、窍闭神昏的证候。养心安神常用衡通益气归脾汤；镇惊安神常用衡通安神汤；清热开窍常用衡通化痰定风汤、衡通养阴定风汤、安宫牛黄丸；温通开窍常用衡通温通散结汤、苏合香丸等。

（九）祛风息风法

具有祛风通络、平肝息风作用的治法，用于风邪留络、肝风内动的证候。祛风逐湿常用衡通止痛汤合桂芍知母汤；祛风清热常用白虎桂枝汤、衡通清热通络汤；凉肝息风常用衡通定风汤、羚角钩藤汤；养阴息风常用衡通养阴定风汤、大定风珠等。

（十）收敛固涩法

具有止汗敛肺、涩肠缩尿、固摄精津作用的治法，用于气血精津外泄的证候。固表敛汗常用牡蛎散；敛肺止咳常用九仙散；涩肠固脱常用真人养脏汤；固脬止遗常用桑螵蛸散等。

（十一）补益健脾法

具有补益脾气、滋养脾阴、温补脾阳作用的治法，用于脾虚证候。健脾益气常用异功散；滋脾养血常用四物汤；补脾养阴常用益胃汤；温补脾阳常用理中汤等。

（十二）扶元补肾法

具有滋阴填精、温壮元阳、补肾固本作用的治法，用于肾虚证候。补益肾阴常用六味地黄丸；滋肾填精常用河车大造丸；温肾壮阳常用右归丸；阴阳并补常用龟鹿二仙胶等。

（十三）挽阴救阳法

具有增液挽阴、益气回阳、救逆固脱作用的治法，用于气阳阴津衰竭的证候。增液生津常用增液汤；益气救阴常用衡通固阴汤、生脉散、生脉饮注射液；益气回阳常用回阳救急汤、衡通回阳汤；回阳救逆常用衡通益气回阳固脱汤、参附龙牡救逆汤等。

第二章　初生儿病证

第一节　胎怯

师承切要

　　师承切要者，师承张锡纯先生儿科病"胎怯"论治之精要，以及笔者领悟与运用张先生之学说与临床的心得体会，力求切中要点。书中"枸杞子解""龙眼肉解""一味薯蓣饮""既济汤"诸方论可用治此证。从整体出发，辨证论治，找出偏差为五脏不足，纠正偏差，临证可根据其不同证型，分别采取益肾充髓、补肾温阳、补气养血、温运脾阳等治则，亦可根据证情需要，给予脾肾并补之兼备法，临证用衡通法组方，视其病证所偏，师先生用对证之方或对证之药一二味专攻其处，是为抓主证，又加补药为之佐使，是以邪去正气无伤损。药物编中之生山药、鸡内金解等，医论、医话编中皆有论及，读者宜细读之，博览群书，于无字句处读书，触类旁通，有是证用是方，有是证用是药，用于治疗现代医学之因先天不足而致的低出生体重儿，包括早产儿与小于胎龄儿。

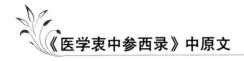

既济汤

治大病后阴阳不相维系。阳欲上脱，或喘逆，或自汗，或目睛上窜，或心中摇摇如悬旌；阴欲下脱，或失精，或小便不禁，或大便滑泻。一切阴阳两虚，上热下凉之证。

大熟地（一两）、山萸肉（去净核，一两）、生山药（六钱）、生龙骨（捣细，六钱）、生牡蛎（捣细，六钱）、茯苓（三钱）、生杭芍（三钱）、乌附子（一钱）。

李静讲记

胎怯辨证当从肾脾两虚着手。胎萎不长临床辨证虽有气血不足、脾肾虚损不同，总的治则以益气血、滋化源而固养胎元为主。

首先要从衡通法来衡量，现代医学有极好的检测设备，所以要做好产前检查，密切观察胎儿生长情况。积极治疗严重妊娠反应，预防妊娠中毒症，纠正孕母贫血，劳逸结合，避免感染。胎儿期发现胎萎不长者，要找出其偏差，纠而正之，可由孕母服药补肾培元，促进胎儿宫内发育。此即中医之上工治未病。

一病有一病之主方，一方有一方之主药。中医儿科学诸法论治是为常法，师承张锡纯之理论组方，"一味薯蓣饮"与既济汤之方论辨证施治是为变法。知其常方能明其变，博览群书方能明其巧。从衡通法论来衡量之，找出偏差，用对证之药一二味组方，佐以通补之药，纠而正之是为衡而通之之兼备法。

山药性平，可以常服多服。宜用生者煮汁饮之，不可炒用，以其含蛋白质甚多，炒之则其蛋白质焦枯，服之无效。若作丸散，可轧细蒸熟用之论可信，炒用则其效失。若考虑其久服腻滞脾胃，可加鸡内金同服之。鸡内金生用化瘀、理气、滋阴、养阴，可滋阴化积，炒用可健脾消积。舌苔腻者属脾虚湿滞，可用炒鸡内金。舌苔薄或红紫无苔者属阴虚，可用生鸡内金。

《医学衷中参西录》书中有诸多运用生山药、鸡内金的案例，重用生山药救急的更多，读者宜细察之。

山药乃平常食品，何来如此神效？张锡纯先生论之甚详，关键是要运用得宜。山药：色白入肺，味甘归脾，液浓益肾。能滋润血脉，固摄气化，宁嗽定喘，强志育神，性平可以常服多服。

读张先生书，要明白治病用药如下棋的道理方可。下棋要考虑下一步，下两步。中医治病之理，是要考虑治一治二之理。肾精薄弱者，用补肾之药是为正治，即治一之法。而用生山药补其脾，脾虚得纠则肾方得健，此即治二之法。张先生治虚劳每治二阳，二阳者，胃也，即是治二之理也。脾属土，肺属金，土旺则金得养，五行相生之理甚明。五行相克是土克水，故脾虚则土克水，肾精随之薄弱之理甚明也。能用平淡之方，平淡之药治病，对于小儿来说，是极为恰当的。

既知胎怯是因先天不足与后天亏虚，故当补之。然补之非短期可奏效，故用此平淡无味之药治之，方为中医之极高境界。先生之"一味薯蓣饮"治劳瘵发热，或喘或嗽，或自汗，或心中怔忡，或因小便不利，致大便滑泻，及一切阴分亏虚之证。读之需明白生山药可治一切阴分亏虚之证之理。小儿稚阴稚阳之体，纯用补阳则易生热，主用对证之药一二味，生山药、鸡内金补与通并用。且此二药味淡，且皆为可食之物，小儿易于服下，然须明白山药不可炒用，鸡内金生与炒则功用不同之理方可。若欲补其脾，则龙眼肉可加之。欲补其肾，则枸杞可加之。而加用山萸肉，则肝脾肾气血俱可补之，且诸药皆味淡，小儿易于服用是也。

释疑解难

学生曾泽林： 亲戚之子朱健，早产儿，七个月即早产，出生后二十八天，呼吸困难，双下肢肿胀，一直住院，人工喂养，诸虚证百出，十数分钟即小便一次，大便则难解出，有时数日方得一解，眼屎多，请教老师该如何论治？

李静： 此即胎怯也，也可为硬肿症，先天不足。小儿稚阴稚阳之体，易变是也。据此类症状辨析，此证先为阳气虚，经医院给氧，营养等治疗，又加上人工喂养，又现阴虚瘀火诸证，治需滋其阴，益其气，健其脾，固其肾。方用衡通养阴汤：生山药30克，白茅根24克，桑寄生18克，生鸡内金10克，羚羊角丝1克，水煎服，二日一剂。嘱好转后去羚羊角，间断服之善后。

曾泽林： 此方服一剂，大小便诸症皆退，又服一剂，眼屎及诸症皆消失。嘱其注意观察，上方缓缓服之，以竟全功。

学生李洪波： 我的儿子从小即患扁桃体炎，经常感冒、发高热，每苦于打针输液，数日方能愈，不久又发作，每奔波于儿童医院。至三岁半时初识老师，又病高热，老师视其舌，即辨为地图舌，证属肺脾阴虚之体质，认为非短期所能改变。先治其感冒与扁桃体炎症，经老师用穿山甲、桑叶、白茅根、生山药为主的方子很快予以治愈，后主张常服久服生山药与生鸡内金粉，现已服两年有余，地图舌已不存在，体力增强了许多，感冒次数大大减少，两年来除了偶而感冒服用发表药很快即好以外，未再用过其他抗生素类消炎药，也未去医院看病，所以我仍在给他服用。山药的功用是什么？为何山药用治小儿阴阳俱虚之偏阴虚者会有如此特效？山药单方、验方的具体运用还有哪些？以前读张锡纯先生之《医学衷中参西录》，读后感到一片茫然，现在读老师的《名医师承讲记》与跟师临证，亲见老师用张先生书中方，用书中张先生擅用之药组方，用对证之药一二味以攻病，用药以胜病为准，不可拘于用量，再读张先生书则易明白多矣。

李静：山药的性味归经：甘平。归脾、肺、肾经。功效：益气养阴，补脾肺肾。

应用：①用于脾虚气弱，食少便溏泄泻；②用于肺虚喘咳；③用于肾虚遗精、尿频，妇女白带过多；④治消渴有效，因补气养阴而止渴。

用量用法：研末吞服，每次 6～10 克，补阴宜生用，既可补阴又可健脾止泻。

中医认为山药具有健脾、除湿、补肺、固肾、益精等多种功效，并且对肺虚咳嗽、脾虚泄泻、肾虚遗精、带下及小便频繁等症，都有一定的疗补作用。山药含有可溶性纤维，能推迟胃内食物的排空，控制饭后血糖升高，还能助消化、降血糖。用于糖尿病脾虚泄泻，小便频数。

李洪波：读《医学衷中参西录》一书，可以看出张锡纯先生擅长用生山药，重用生山药治诸般病证，每收佳效。而且跟老师临证时，屡见老师屡重用山药治重症收效。曾见老师治小儿发热喘泻用张锡纯先生之滋阴清燥汤，有时用原方，有时略加增减，然均能取效。曾见老师治癌症患者晚期突发哮喘，用生山药 120 克煎汤服很快症状即得缓解，从此可以悟出生山药之功用。然张锡纯先生主张用生山药制成粉，可与百布圣和白砂糖同服之。现代一般人皆用炒鸡内金，而老师却主用生鸡内金的道理是什么？

李静：张先生主用"百布圣"是恐生山药之滋腻而碍其消化，此从先生滋阴清燥汤、一味薯蓣饮及其他用山药方中即可看出。生山药留恋肠胃，故可滋补肺脾与肾之阴虚。生鸡内金的功用是消胀化积祛瘀且可理气而不伤阴，炒用之则力弱，故我从不主张炒用。而且我的经验是，凡验舌之淡紫有瘀之指征，又有瘀结之诸证皆可单用、重用或组方用之。小儿之消化不良如此舌与证者可用之，虚者合用生山药。余屡重用生鸡内金治男、妇、儿、内、外科诸病，如肝胆病、心脑血管病、肺系病、泌尿系统病、各类结石病、胃肠病、失眠、脱发及亚健康状态疾病，以及遗尿、萎缩性鼻炎、慢性咽炎和各类囊肿、肿瘤等。凡舌淡紫瘀象明显者，每用之收功。此即有是证用是法，有是证用是方，用是药之意也。瘀结之有形者用之可，瘀结之无形更可用之。有形之结者，如各类肝胆病、结石病、鼻炎、咽炎、扁桃体炎、各种囊肿、肿瘤等。瘀结之无形者，如失眠、脱发、遗尿、尿频、萎缩性胃炎等。临证用衡通法衡量之，辨其病为结之有形与无形。偏虚者，佐以补药若生山药、参、芪、山萸肉类。偏热者，佐以清热药如生石膏、羚羊角、葶苈子类。湿热者，佐以滑石、土茯苓类。偏寒者，佐用温药如桂枝、附子类，寒重者加用生硫黄。瘀甚之结，佐用炮山甲、三七类。

临证久之，每见气血瘀滞者多，且兼有所偏者多，故每用生鸡内金、炮山甲、三七、生山药组方制散，名为理冲散，证情复杂者，佐以衡通理冲汤，以治其有形与无形之瘀结。

理冲散

生鸡内金 10 克、炮山甲 3 克、三七 5 克、生山药 10 克。制散，每服 10～15 克，小儿酌减，每日二次，重证可服三次。

临证每观气血瘀滞湿热瘀结之证颇多，故用炮山甲、滑石、葶苈子、生鸡内金制散服之，名为四象散。治其气血瘀滞偏于湿热之有形之瘀结与无形之结，证情复杂者，佐用张先生之理冲汤，再加山萸肉、三七，名为衡通理冲汤。若将衡通散中炮山甲、三七加倍，再将生鸡内金重用之，则为衡通理冲散。

衡通理冲汤

人参 10 克、黄芪 10 克、生鸡内金 10 克、三棱 10 克、莪术 10 克、知母 12 克、天花粉 12 克、白术 10 克、炮山甲 10 克、三七粉 10 克（药汁送服下）、山萸肉 18 克、炙甘草 10 克。水煎服。

衡通理冲散

当归、川芎、桃仁、红花、赤芍、柴胡、川牛膝、枳壳、桔梗、甘草各 10 克，炮山甲、三七粉各 20 克，生鸡内金 40 克。研粉，每服 10克，每日二次，重证日服三次。

四象散

炮山甲 3 克、滑石 6 克、葶苈子 6 克、生鸡内金 12 克。制散，每服 6 ～ 10 克，小儿酌减，每日二次，重证日三次。

余常用此方，名为理阴散，经同行朋友赵其军老师建议，更名为四象散。四象者，青龙、白虎、朱雀、玄武也，是我国古代人民所喜爱的吉祥物。其意为滑石粉——西方白虎是也；葶苈子——东方青龙是也；鸡内金——南方朱雀是也；穿山甲——北方玄武是也。

衡通四象汤

当归、川芎、桃仁、红花、赤芍、柴胡、川牛膝、枳壳、桔梗、炙甘草、生地、炮山甲、三七粉（药汁送服下）各 10 克，葶苈子 18 克，滑石（布包煎）、生鸡内金各 24 克。小儿酌减，水煎服。

衡通四象散

衡通散与四象散等分用之，用量视患者体质与病情需要，斟酌运用，或衡通二,四象一，或衡通一,四象二。用药不可拘于量，当以胜病为准，宜与病机息息相符为要！

第二节　胎　黄

师承切要

师承切要者，师承张锡纯先生儿科病"胎黄"论治之精要，以及笔者领悟与运用张先生之学说与临床的心得体会，力求切中要点。书中"茵陈解""论黄疸有内伤外感及内伤外感之兼证并详治法""麦苗善治黄疸"诸方论可用治此证。从整体出发，辨证论治，找出偏差，其次辨别胎黄的阴阳属性，临证可根据其不同证型辨治，病理性黄疸治疗以利湿退黄为基本法则。根据阳黄与阴黄的不同，分别治以清热利湿退黄和温中化湿退黄，气滞瘀积证以化瘀消积为主。由于初生儿脾胃薄弱，根据证情需要，故治疗过程中尚须顾护后天脾胃之气，不可过用苦寒之剂，以防苦寒败胃，克代正气。临证用衡通法组方，视其所偏，师其用对证之方或对证之药一二味专攻其处，是为抓主证，又加补药为之佐使，是以邪去正气无伤损。书中之茵陈蒿汤、栀子柏皮汤、麻黄连翘赤小豆汤，药物编中之茵陈、生麦苗、滑石、生山药、鸡内金、白茅根、羚羊角解等，医论、医话编中皆有论及，读者宜细读之，博览群书，于无字句处读书，触类旁通，有是证用是方，有是证用是药，用于治疗现代医学之新生儿黄疸。

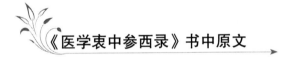

《医学衷中参西录》书中原文

茵陈解

茵陈者，青蒿之嫩苗也。秋日青蒿结子，落地发生，贴地大如钱，至冬霜雪满地，萌芽无恙，甫经立春即勃然生长，宜于正月中旬采之。其气微香，其味微辛微苦，秉少阳最初之气，是以凉而能散。《神农本草经》谓其善治黄胆，仲景治疸证，亦多用之。为其禀少阳初生之气，是以善清肝胆之热，兼理肝胆之郁，热消郁开，胆汁入小肠之路毫无阻隔也。《名医别录》谓其利小便，出少阳之邪，而其人身弱阴虚不任柴胡之升散者，皆可以茵陈代之。

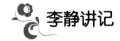

李静讲记

一病有一病之主方，一方有一方之主药。中医儿科学分湿热郁蒸、寒温阻滞、气滞瘀积诸证论治是为常法，知其常方能明其变。读张锡纯先生之论黄疸有内伤外感及内伤外感之兼证并详治法则明其变，博览群书方能明其巧。

对于胎黄病，生理性者，可观察之。病理性者，从衡通法衡量之，找出其偏差，其偏差即病象也。用对证之方或对证之一二味攻病药来组方，尽量用性平味淡之药，小儿服之较易。但若病重，则该用则用，不可畏其药苦异味而误病情，此从马粪水治小儿黄疸高热，用多方不效之重证用之取效可以辨出，困顿已极之病儿，服马粪水畅饮之可以悟出，对证之药即是良方。当然，药无难代之品，此方师其意，用其法而不用其方，则羚羊角、白茅根、生石膏、滑石类同样可效，组方名为衡通滋阴清燥汤，此即是书到用时方恨少，博览群书方能明其巧之意也。

衡通滋阴清燥汤

滑石（布包煎）、生山药、白茅根各 30 克，生白芍 18 克，生鸡内金、炙甘草各 12 克，羚羊角丝 6 克，小儿酌减，水煎服。

案例辨析：

《医学衷中参西录》书中验案

麦苗善治黄疸

内子王氏，生平不能服药，即分毫无味之药亦不能服。于乙丑季秋，得黄疸症，为开好服之药数味，煎汤，强令服之，下咽即呕吐大作，将药尽行吐出。友人张某谓，可用鲜麦苗煎汤服之。遂采鲜麦苗一握，又为之加滑石五钱，服后病即轻减，又服一剂痊愈。盖以麦苗之性，能疏通肝胆，兼能清肝胆之热，犹能消胆管之炎，导胆汁归小肠也。因悟得此理后，凡遇黄疸症，必加生麦芽数钱于药中，亦奏效颇著。然药铺中麦芽皆干者，若能得鲜麦芽，且长至寸余用之，当更佳。或当有麦苗时，于服药之外，以麦苗煎汤当茶饮之亦可。

释疑解难

学生余健楚： 黄疸之主方为何方？主药为何药？现代医学检验之胆红素高的治法要点是什么？

李静： 黄疸外感之主方为茵陈蒿汤，茵陈与大黄均为主药。阳黄常选用茵陈蒿汤、栀子大黄汤及大黄硝石汤等方剂，此类方剂中均有大黄，吴又可谓"退黄以大黄为专功"。茵陈与大黄协同使用，退黄效果更好。大黄除有清热解毒、通下退黄作用外，且有止血消瘀化癥之功，不仅在急性黄疸型肝炎可用大黄，即使慢性肝炎或肝硬化出现黄疸，亦可配伍使用大黄。唯用量上需酌情增成。

现代医学检验之胆红素高的治法要点是辨其阴阳，湿热之虚实。实者可清热解毒、通下退黄。而现代人之阴虚湿热瘀滞之证较多，故不可一味清热解毒，攻下退黄。治法要点是找出病因，祛除病因，有是病用是法，有是证用是方。须明胆红素之高，是体内失衡所致。找出偏差，纠而正之，是为衡也。

《名医奇方秘术》一书中王士相"独圣散见闻"一文中记载其初学医时，读《温病条辨》中焦篇寒湿条载有"独圣散"，治绞肠痧痛急，指甲俱青，危在倾刻。其方用陈年马粪，瓦上焙干为末，服时用陈年老酒冲服6～9克，读后甚不理解，大不以为然，后每读至此，均觉无用，视为医之糟粕。后至1963年，妻弟自兰州来天津探望，谈及今年春其三岁幼女，因发热、腹痛、呕吐、巩膜黄染就诊于兰州某医院儿科，诊为胆道蛔虫症收入院。先用保守疗法，以静脉输液配合抗生素治疗，发热不退，而黄染有加剧之势，恶心呕吐不止，遂通知其父母行手术治疗。其父意欲寻一有经验中医诊治。在一诊室，见一老医鹤发童颜颇为不俗，遂告知小女病状及治疗经过。老医曰："我之法，一吃就好，就怕你不吃"。其母欣喜若狂，既如此灵验，怎能不吃呢？老者笑曰："寻鲜马粪，用清水搅拌，待其沉淀，取其清者饮之，一喝即好"。妻弟夫妇均为大学毕业，抱着将信将疑之心寻来鲜马粪，加水搅拌，用两层手帕过滤，又将清汁采用低温消毒，然后灌瓶带进医院，偷着给患儿服用，患儿原本腹痛难忍，呕吐不止，汤水不进，而服此马粪汁，两手握住水瓶，畅饮不止，连续三四日，热退呕止，腹痛明显减轻，巩膜黄染亦见轻，病情日趋平稳。初读此方认定其为糟粕，治法野蛮。通过舍亲之女一例验案，证实此方有效。患儿本汤水不进，呕吐不止，而服此马粪汁则畅饮不止且不吐。究其道理，尚不明了，但足以启迪我们的思路。倘若有志于此者，对本方有效成分进行研究，将其有效成分进行有效提取或合成，将是一个很大的贡献。此外，医书谓其治中毒腹痛猝死，能否认为它可以用于治疗现代医学所称的某些急腹症，如胃痉挛、肠梗阻、肠扭转等症，以扩大其治疗范围呢？由此可见，对中医文献记载的一些看似不科学，或不易被今人理解的内容，虽不可轻易地肯定，但也不能轻率地否定，方为正确态度。

曾泽林：我的女儿 2008.1.31 日出生即有黄疸，医院检验胆红素偏高，验血诊为溶血性黄疸，饮食与精神和二便皆为正常，没有其他不适，医院嘱住院观察，此为生理性黄疸？还是病理性黄疸？医院主张用紫外线照射，中医该如何退黄呢？

李静：病理性黄疸当有所苦，即当有症状也，无所苦，即为无症状。西医检测黄疸指数高，辨为溶血性黄疸，生理性者可有之，病理性者更可有之。既住院，西医主用紫外线照射，并无不可。中医辨证论治，当师衡通法，衡通滋阴清燥汤之意，师其法而不必泥其方药，小儿稚阴稚阳之体，找出其偏，纠而正之即可。令服茵陈、白茅根、生山药各用 18 克，煎汤频服即可。

李洪波：我的儿子出生后，也出现黄疸，西医检测黄疸指数高于正常许多，也主张用紫外线照射。然我观小儿无症状，坚持出院，只给服些茵陈煎汤，数日即愈。此时思之，当为生理性黄疸，气化得通则自然恢复正常也。

李静：胎黄临床上多见，每视其有无症状。有发热症状者，需辨其外感、内伤，结合西医辨病名，中医辨证论治即可。一病有一病之主方，一方有一方之主药。小儿之病，变化极快。初为阳黄，若用药过寒伤阳，极易变为阴黄。临证辨黄疸之色时，鲜黄为阳，暗黄为阴，舌红紫为阳，舌淡为阴，指纹亦然，红紫属阳，纹淡属阴。

第三节　硬肿症

师承切要

师承切要者，师承张锡纯先生儿科病"硬肿症"论治之精要，以及笔者领悟与运用张先生之学说与临床的心得体会，力求切中要点。书中治阳虚方之"敦复汤"方论可用治此证。从整体出发，辨证论治，找出偏差。轻症多属寒凝血瘀证，重症多属阳气虚衰证。纠正偏差，临证可根据其不同证型，采取益气温阳、活血化瘀之法，其中阳虚者温补脾肾，寒甚者散寒通阳，血瘀者行气活血。同时配合复温、中药外敷等法，可增强疗效。临证用衡通法衡量之，视其所偏，师其用对证之方或对证之药一二味专攻其处，是为抓主证，又加补药为之佐使，是以邪去正气无伤损。药物编中之附子、干姜、人参、黄芪、当归、丹参、川芎、桃仁、红花、生山药等，医论、医话编中皆有论及，读者宜细读之，博览群书，于无字句处读书，触类旁通，有是证用是方，有是证用是药，用于治疗现代医学之新生儿硬肿症。

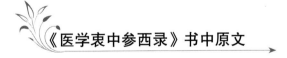

《医学衷中参西录》书中原文

敦复汤

治下焦元气虚惫，相火衰微，致肾弱不能作强（《内经》云肾者作强之官），脾弱不能健运，或腰膝酸疼，或黎明泄泻，一切虚寒诸证。

野台参（四钱）、乌附子（三钱）、生山药（五钱）、补骨脂（四钱，炒捣）、核桃仁（三钱）、山萸肉（四钱，去净核）、茯苓（钱半）、生鸡内金（钱半，捣细）。

李静讲记

古代医籍中没有硬肿症专门记载，据其临床表现可归属于"胎寒""五硬"中。80年代以来对硬肿症的认识更加深入，认为其病机除阳气虚衰、寒凝血涩外，与血瘀密切相关，治疗中运用温阳活血药取得良效。中西医结合治疗，降低了硬肿症的死亡率。

中医儿科学诸法论治是为常法，师承张锡纯先生之敦复汤（附：服硫黄法）是为变法，博览群书方能明巧法。用衡通法衡量之，找出偏差，用对证之方或对证之药一二味以攻病，佐以补药组方是为兼备法。

如此论之，寒凝血涩证可用衡通温通汤加减。方中生地、炮山甲、三七可减量用或生地去之不用。阳气虚衰可用衡通回阳汤加减。

衡通温通汤

当归、川芎、桃仁、红花、赤芍、柴胡、川牛膝、枳壳、桔梗、炙甘草各4～5克，桂枝3克，白芍、黑附片各6克、生姜3克，皂角刺10克，小儿酌减，水煎服。

衡通回阳汤

当归、川芎、桃仁、红花、赤芍、柴胡、川牛膝、枳壳、桔梗、炙甘草、桂枝各4～5克，黑附片、红人参各6克，生姜3克，山萸肉15克，小儿酌减，水煎服。

案例辨析：

《医学衷中参西录》书中验案

一数月孺子，乳汁不化，吐泻交作，常常啼号，日久羸瘦。其啼时蹙眉，似有腹疼之意。俾用生硫黄末三厘许，乳汁送服，数次而愈。

释疑解难

曾泽林：现代研究之内服外用方与中医儿科学诸方可视为常法，张锡纯先生之敦复汤与硫黄治法是为变法，老师主用衡通温通、回阳汤法可谓是兼备法。那么此病温与通的运用要点是什么呢？

李静：硬肿症，瘀结也。有因寒致瘀结者，有因虚致瘀结者。实者治之易，是为轻者，虚者治之难，是为重者。血得寒则凝，得温则行。病轻者，可用外治法；重者，需用内外并治法。实寒者温通之，用附子、皂角刺，是为温通法；虚寒者，加用人参、山萸肉，是为益气回阳法也。临证验其舌，舌淡者，阳气虚；淡紫者，夹瘀也。小儿之指纹验之，紫热红伤寒，青惊白是疳。故小儿之辨证较之成人更难。古人云：能治十男子，不治一女子；能治十女子，不治一童子。此之谓小儿病情不能表达，全凭医者诊察也。

就以你的亲戚之子来论，早产儿，呼吸困难，双下肢肿胀，住院给氧，滴注丹参、营养类药，一直住院，人工喂养，诸虚证百出，十数分钟即小便一次，大便则难解出，有时数日方得一解，眼屎多，从其症状即可辨出其病因为因虚而致气机瘀滞，眼屎多即属阴虚有热，此即小儿稚阴稚阳之体，极易变化之理，辨出其偏差，纠而正之，用滋阴益气健脾类药一剂则效，是为病有千变，药有万变，不可拘于一法之理也。

第四节　脐部疾患

师承切要

师承切要者，师承张锡纯先生儿科病"脐部疾患"论治之精要，以及笔者领悟与运用张先生之学说与临床的心得体会，力求切中要点。书中"内托生肌散""服食松脂法""脐风散"方论可用治此证。从整体出发，辨证论治，找出偏差为护理不当，感受外邪所致。纠正偏差，临证可根据其不同证型，分证论治。临证用衡通法组方，视其所偏，师其用对证之方或对证之药一二味专攻其处，是为抓主证，又加补药为之佐使，是以邪去正气无伤损。药物编中之生山药、人参、黄芪、白术、龙骨、羚羊角、鸡内金解等，医论、医话编中皆有论及，读者宜细读之，博览群书，于无字句处读书，触类旁通，有是证用是方，有是证用是药，用于治疗现代医学之新生儿脐炎、脐带出血、脐疝、脐膨出。

《医学衷中参西录》书中原文

内托生肌散

治瘰疬疮疡破后，气血亏损不能化脓生肌。或其疮数年不愈，外边疮口甚小，里边溃烂甚大，且有串至他处不能敷药者。

生黄芪（四两）、甘草（二两）、生明乳香（一两半）、生明没药（一两半）、生杭芍（二两）、天花粉（三两）、丹参（一两半）。

上七味共为细末，开水送服三钱，日三次。若将散剂变作汤剂，须先将花粉改用四两八钱，一剂分作八次煎服，较散剂生肌尤速。

【附方】鲍云韶《验方新编》预防小儿脐风散。

方用枯矾、蓬砂各二钱半，朱砂二分，冰片、麝香各五厘，共为末。凡小儿降生后，洗过，即用此末擦脐上。每小儿换褓布时，仍擦此末。脐带落后，亦仍擦之。擦完一料，永无脐风之证。

按：此方最妙，愚用之多次皆效，真育婴之灵丹也。

李静讲记

脐部疾患包括脐湿、脐疮、脐血、脐突等。中医儿科学诸法论治是为常法，师用张锡纯先生之内托生肌散方、服食松脂法内治，用脐风散外用是为变法。有内证者可服对证之方或对证之药，无内证者以局部外治法为主，伍以内治之法愈之也速。

释疑解难

李洪波：儿科病古书名有脐风一证，而现代中医儿科学则无，老师认为脐炎与脐风之病意同吗？

李静：脐风者，破伤风，古称四六风，意为出生后之小儿多在四至六天内发此病，且医治不易，故为儿科一大难证。难者，小儿稚阴稚阳之体，且服药困难。风者，善变，病证且速也。多以痉厥为主证，故属险症。现代脐风病少者，西医之长处也。每用破伤风抗毒素注射之，即多可预防。

脐炎是风之因，脐风是炎之果。脐部发炎是为外之风邪入内，现代医学谓之感染。病轻之局部感染，局部处理即可，病重之症，多发作为痉厥。破伤风，即四六风也。

治之之法，仍需辨病名与辨证论治，阴阳表里寒热虚实之八纲辨证，用衡通法来衡量之，找出偏差，纠而正之。张锡纯先生之小儿风证方论，内托生肌散方论，变通用之，用对证之药一二味以攻病，佐以补药，是为立于不败之地之兼备法也。

第三章　时令疾病

第一节　麻　疹

师承切要者，师承张锡纯先生儿科病"麻疹"论治之精要，以及笔者领悟与运用张先生之学说与临床的心得体会，力求切中要点。书中论"清疹汤"用治此证。从整体出发，辨证论治，找出偏差为阳妄，以透为顺，故以"麻不厌透""麻喜清凉"为指导原则。纠正偏差，临证可辨其为顺证、逆证，用衡通法来衡量之，视其所偏，师其用对证之方或对证之药一二味专攻其处来组方，是为抓主证，又加补药为之佐使，是以邪去正气无伤损。药物编中之生石膏、滑石、羚羊角、白茅根、蝉蜕、连翘、天花粉、薄荷、生山药、牛蒡子解等，医论、医话编中皆有论及，读者宜细读之，博览群书，于无字句处读书，触类旁通，有是证用是方，有是证用是药，可用衡通滋阴清燥汤加减，用于治疗麻疹。

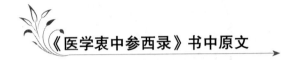

清疹汤

治小儿出疹，表里俱热。或烦躁引饮，或喉疼声哑，或喘逆咳嗽。

生石膏（一两，捣细）、知母（六钱）、羚羊角（二钱）、金线重楼（钱半，切片）、薄荷叶（二钱）、青连翘（二钱）、蝉蜕（钱半，去足土）、僵蚕（二钱）。

李静讲记

中医儿科学教科书诸法论治是为治其常，师承张锡纯先生之清疹汤诸法论治，师其擅用之薄荷、蝉蜕、羚羊角、生石膏等药是为变。参看诸名家论治是为巧，用衡通法来衡量之，找出偏差，用对证之方或对证之药一二味组方，辨别顺证与逆证，内闭外脱之偏差，采用西医辨病，中医辨证，中西医结合，标本兼治，纠而正之，是为兼备法也。

释疑解难

《医学衷中参西录》书中验案

奉天王某之幼女，年五岁，因出疹倒靥过急，毒火内郁，已过旬日，犹大热不止，其形体病久似弱，而脉象确有实热，且其大便干燥，小便黄赤，知非轻剂所能治愈。疏方，为羚羊角二钱，生石膏二两，煎汤一大盅，俾徐徐饮下。连服两剂，痊愈。

曾泽林： 我们这个年代的中医，对治疗麻疹没有经验，老师是否有过麻疹治疗的经历？

李静：我三十岁前，当地仍有麻疹流行，谨照张锡纯先生书中论述，辨证施治，于顺证尚能愈，然于逆证则未敢医治。然时间已久，未能留下病案，故只能凭记忆，难免失真。当时西医也已流行，故病家多以求西医或去医院为主，顺证者多愈，逆证者夭折也多。实际情况是中医治顺证病例，西医也能治好，病家认为中药难服，且慢。西医治逆证病例，治不好者也多，则往往认为病重治不好，是正常的，大医院都治不好嘛。中医不敢治重证逆证即是此理，治不好则麻烦多多，故我也不例外。自己年轻识短，未敢治重证逆证，曾遇重证逆证，病人问有无把握，不然即去求治西医，故只能说没有把握，让其自行去医院。记忆中有数例患儿，一得病之初即是逆证，去医院数人未能救愈，殊为可惜！西医对重证危重病人，可以下病危通知，治不好也不会承担责任，中医则不行，民间中医则更不行，治不好就是误诊误治，因此，对麻疹病人要有能力识别是顺证还是逆证，若是逆证，该小心谨慎还是要小心谨慎的！此也是我立志自学西医常识，自学西医检验常识，并自备简单的检验设施，采用衷中参西的原因。每遇一证，首先用西医辨病，然后再参用中医之四诊诊断，八纲辨证。

临证首重验舌，一看其舌紫，苔黄或白腻，结合西医辨病之炎症，即辨为湿热，用中医辨证指导应用西药抗生素。舌红紫苔黄腻或白腻属湿热之实证，西药往往用青霉素、头孢类有效。舌淡紫苔黄腻或白腻者，中医辨证属湿重脾虚，用上述西药则效不佳，往往需用氧氟沙星、诺氟沙星类有效。对舌紫苔薄者，西药之上述两类药往往有效但不佳，中医辨证属气滞血瘀之瘀热证，往往需用克林霉素类方有效。对舌淡苔白润滑者，中医则辨证为阳虚夹寒湿，西药用上述两类药往往也效果不佳，常需用庆大霉素、阿米卡星类方有效。

西医用此类药效果不佳者，往往需加用激素方有效。对重症者，往往需加大剂量方有效。对体虚者，往往需佐以输注液体与营养剂方有效。此与中医之白虎汤加人参意同，与中医之大承气汤加参再加甘草意同，与我主用衡通益气汤之意异曲同工，相同之理也！

而不同的是，西医是有炎症则用消炎类抗生素，中医是清热祛湿，衡通理念是疏通气血兼治其偏。即西医理论是直观的对症治疗，中医辨证论治是宏观的整体观念，衡通理念是整体观念的具体运用也。

第二节　风　痧

师承切要

师承切要者，师承张锡纯先生儿科病"风痧"论治之精要，以及笔者领悟与运用张先生之学说与临床的心得体会，力求切中要点。书中"蝉蜕解""羚羊角解"等论可用治此证。从整体出发，辨证论治，找出偏差为感受风热时邪，主要病机为邪妻与气血相搏，外泄肌肤。纠正偏差，以疏风清热解妻为原则。临证用衡通法来衡量之，视其所偏，师其用对证之方或对证之药一二味专攻其处来组方，是为抓主证，又加补药为之佐使，是以邪去正气无伤损。药物编中之生石膏、滑石、羚羊角、白茅根、蝉蜕、连翘、天花粉、薄荷、生山药、牛蒡子解等，医论、医话编中皆有论及，读者宜细读之，博览群书，于无字句处读书，触类旁通，有是证用是方，有是证用是药，用于治疗现代医学之风痧。

《医学衷中参西录》书中原文

蝉蜕解

蝉蜕：无气味，性微凉。能发汗，善解外感风热，为温病初得之要药。又善托疹瘾外出，有皮以达皮之力，故又为治疹瘾要药。与蛇蜕并用，善治周身癫癣瘙痒。若为末单服，又善治疮中生蛆，连服数次其蛆自化。为其不饮食而时有小便，故又善利小便；为其为蝉之蜕，故又能脱目翳也。

案例辨析：

门人席大章验案

王姓女婴，出生两个月，于 2005 年 12 月 1 日初诊。

全身发疹瘙痒已一月有余，一个两月婴孩已经患病一月有余，并且体无完肤，经医院诊断为湿疹，但治疗无效。来诊时，症状如前，舌未及，脉数。辨为风湿热郁于肌肤也。

处方一：

僵蚕 4 克，蝉衣 2 克，姜黄 3 克，杏仁 3 克，金银花藤 12 克，连翘 7 克，蒲公英 7 克，紫花地丁 7 克，野菊花 7 克，土茯苓 12 克，川木通 4 克，生薏苡仁 12 克，蛇蜕 3 克，一剂，水煎服。2 日一剂。

处方二：

苍术 20 克，黄柏 20 克，蛇床子 30 克，地肤子 30 克，大皂角 20 克，甘草 30 克，防风 10 克，芒硝 30 克，大黄 20 克，白矾 20 克，一剂，水煎外洗全身。2 日一剂。

12 月 7 日复诊，症状同前。思之良久，病久邪深，乃病重药轻也，改方如下。

处方一：

黄柏 6 克，栀子 4 克，赤芍 6 克，牡丹皮 6 克，黄连 3 克，茵陈 15 克，土茯苓 12 克，苍术 9 克，蝉衣 6 克，生薏苡仁 20 克，一剂，水煎服。2 日一剂。

处方二：

黄柏 30 克，苦参 30 克，土茯苓 30 克，大青叶 30 克，白矾 15 克，白鲜皮 30 克，金银花藤 30 克，尾连 10 克，栀子 15 克，苍术 20 克。一剂，水煎外洗全身。2 日一剂。

一月后因感冒来诊时，诉病孩服二诊方后逐渐康复，皮肤湿疹已经痊愈，至今未复发。

释疑解难

余健楚：老师常用衡通法，衡通系列方治诸病，然看老师临证治小儿病证往往用的不是衡通汤原方，而且常用衡通滋阴清燥汤。那么，老师的衡通理念对于小儿病的治法要点是什么？

李静：小儿稚阴稚阳之体，阴阳极易转变，且现代人，尤其是南方人，阴虚内燥者多，阴虚内燥偏热致瘀的最多！

临证往往从验舌来辨之。舌质红者即属阴虚，舌紫即属瘀，舌红紫即属瘀热，舌淡暗紫的瘀象更明显。舌尖有红紫斑点高出舌面者更为瘀滞之火！舌苔薄且燥者，阴虚。苔厚腻者，湿滞。舌紫苔腻舌尖有红紫斑点者，湿热并重与气血瘀滞也。舌紫苔光无苔或苔光剥如地图舌状者，阴虚内燥致瘀令结也！结又有有形之结与无形之结之分。用衡通法衡量之，找出偏差，纠而正之。用对证之药组方，用对证之药攻病，佐以补药，是为立于不败之地之兼备法，此即衡而通之之法也！

鉴于小儿服药畏苦，故尽量选用不太苦的药来组方，此即药无难代之品之意。瘀者需通，首选丹参、三七。热需清，首选白茅根、生石膏，热重用羚羊角。毒火需散，故用金银花、连翘、天花粉，毒重用鸦胆子。实热需下，选用生石膏、瓜蒌仁、瓜蒌皮。湿需祛，故用滑石、土茯苓。寒需温，首选桂枝、附子。阴虚需滋，首选生地黄、麦冬类。脾虚需健，首选山药、薏苡仁类。食滞宜消，首选鸡内金、山楂、神曲类。肝虚需养，首用山萸肉、北沙参。肾阴虚需补，首用枸杞、桑寄生。气虚当补，首选党参、黄芪。结当散，故用炮山甲、皂角刺。风热需凉散，首选蝉蜕、蛇蜕。风燥需润，故用桑叶、桑椹子。风寒需发散，首用麻黄、桂枝。风湿需祛，故用木瓜、丝瓜络。热痰宜消，首用竹茹、硼砂。寒痰需温化，用半夏、陈皮。湿痰用瓜蒌仁、瓜蒌皮。燥痰用贝母、天花粉；风痰用胆南星、僵蚕。虚痰用龙骨、牡蛎。

此论皆为常法，读张锡纯先生书须明变法，即需从无字句处读书之意，即治一治二之法，亦即衡则需通，通之即衡之法。即找偏纠偏求衡之法，即用对证之方或对证之药一二味以攻病，佐以补药。此亦为有医家说张锡纯书中方笨伯之意，有医家说用其方不效之理。只用成方者，是执死方以治活人，胶柱鼓瑟也！

用对证之方或对证之药一二味以攻病者，非只限于一二方，一二味药也。佐以补药者，非止限于补气、补血之药也。偏阴虚而致体内失衡者，佐滋阴之品于疏通气血之衡通法中，则气血宜通宜衡。偏于阳气虚者，益其气。偏于湿热者，清热祛湿。偏于寒者温之，偏于燥者润之。此即与打仗一样，先扫清外围之敌，为攻坚创造条件。实亦与衡通理念之疏通气血，并治其偏差相类。然需辨其是因偏致瘀，还是因瘀致偏，即需辨明病因是也。因虚致瘀者补药需重之，因偏差致虚者，攻偏药需重之。因瘀致偏差者，纠偏药轻用之。若病人虚极，仍用衡通原方，虚极之体何堪通散？补之太过行吗？虚不受补者，只补之反令塞之！故衡字与通字极为重要，佐以补药也极为重要！总以与病机息息相符为要，此即处方如烹调之意，用药如用兵之意，此即衡则需通，通之即衡之意，亦即用对证之药攻病，佐以补药之意也！

第三节　丹　痧

师承切要者，师承张锡纯先生儿科病"丹痧"论治之精要，以及笔者领悟与运用张先生之学说与临床的心得体会，力求切中要点。书中"详论猩红热治法"论可用治此证。从整体出发，辨证论治，找出偏差为感受疠妻疫疠之邪，临床以发热，咽喉肿痛或伴腐烂，全身布发猩红色皮疹，疹后脱屑脱皮为特征，即痧疹而兼温病也。纠正偏差，用张先生之论当为大法："猩红热本非危险之证，而所以多危险者，以其现白虎汤证时，医者不敢放胆用白虎汤治之也。至愚治此证时，不但胃腑大实之候可放胆投以大剂白虎汤；即当其疹初见点，其人表里壮热，脉象浮洪，但问其大便实者，恒用生石膏一两或两半煎汤，送服西药阿司匹林二分，周身得微汗，其疹全发出而热亦退矣"。临证用衡通法来衡量之，视其所偏，师其用对证之方或对证之药一二味专攻其处来组方，是为抓主证，又加补药为之佐使，是以邪去正气无伤损。药物编中之生石膏、滑石、羚羊角、白茅根、蝉蜕、连翘、天花粉、薄荷、牛蒡子解等，医论、医话编中皆有论及，读者宜细读之，博览群书，于无字句处读书，触类旁通，有是证用是方，有是证用是药，用于治疗现代医学之猩红热。

《医学衷中参西录》书中原文

详论猩红热治法

自入夏以来，各处发生猩红热，互相传染。天气炎热而病益加多加剧，治不如法，恒至不救。夫猩红热非他，即痧疹而兼温病也。尝实验痧疹之证，如不兼温病，其将出未出之先，不过微有寒热，或头微疼，或眼胞微肿，或肢体微酸懒，或食欲不振。其疹既出之后，其表里虽俱觉发热，而实无炽盛之剧热。治之始终投以清表（痧疹始终宜用表药，然宜表以辛凉不宜表以温热）解毒之剂，无不愈者。即或始终不服药，听其自出自靥，在一星期间亦可自愈。此以其但有疹毒之热，而无温病之热相助为虐，故其病易愈耳。

李静讲记

中医儿科学诸证论治是为常法，张锡纯先生之论治是为变法。此病为温邪致病，故用卫气营血与温病辨证论治之法。邪入卫为病在表，入营为病在里。故卫者，气；营者，血。若表证未罢，里证出现者，是为表里同病，故为气营同病，亦相当于半表半里。故伤寒之病为寒邪在太阳，相当于温病之温邪入卫分。太阳伤寒用麻黄汤，太阳中风用桂枝汤，温病温邪入卫分用银翘散与张先生擅用之生石膏、蝉蜕、薄荷、连翘、天花粉类。伤寒之寒邪入阳明，相当于温邪入气分。故寒邪入阳明与温邪入气分同为邪化热，同现白虎汤证，同用白虎汤。寒邪伤人之气，故有白虎加人参汤之用。又有阳明经证用白虎汤，腑证用承气汤之别。温邪伤阴，故有增液汤、增液承气汤之用。伤寒下不厌迟是恐伤其气，气者阳也。温病下不厌早是为顾护其阴，阴者血也。邪入营血，直须凉血散热，古有清营汤、犀角地黄汤之论。犀角真品难得且价格昂贵，故每用羚羊角治之，且重用至 10 克，臣以白茅根、生石膏、生地黄、紫草，佐以丹参、白芍，使以甘草，组方治之。

衡通凉血解毒汤

羚羊角丝 10 克，白茅根、生石膏各 45 克，滑石（布包煎）、生地黄、紫草、丹参、白芍各 30 克，甘草 10 克，水煎，大剂分数次服，小儿酌情减量服。

伤于阳者之伤寒用六经辨证，伤于阴者，用卫气营血辨证。苦苦争辨伤寒、温病者，无所谓也。杂病之用阳化阴与用阴化阳同，辨清阴阳可也，阴阳和则无病，失和则病生，令之和是为衡，衡则需通，通之则衡是也！

虚则补之，补之则衡。寒者温之，温之是为衡。热则清之，清之可令衡。实则攻之，攻之可衡。阳气虚者，益其气寓于衡通汤中则愈之也速。寒者亦然，温寓于通则愈之速是也。他证亦然。有是证用是法，用是方，用是药是也。

临证要点

张锡纯先生曰："猩红热本非危险之证，而所以多危险者，以其证现白虎汤证时，医者不敢放胆用白虎汤治之也。至愚治此证时，不但胃腑大实之候可放胆投以大剂白虎汤；即当其疹初见点，其人表里壮热，脉象浮洪，但问其大便实者，恒用生石膏一两或两半煎汤，送服西药阿斯必林二分，周身得微汗，其疹全发出而热亦退矣。"

近年来人们医疗条件改善，患病后早期使用抗生素，使本病的症状减轻，临床表现不典型，多为气血瘀滞夹热型，临床诊治时需引起注意。

故师承张锡纯先生之论用对证之药一二味以攻病，用药宜与病证息息相符，不可拘于用量之说是为要点。用药一二味者，视病情需要，非止限于一二味之说也。

若病急高热不退，用刺十宣出血法泻热亦为要点。

案例辨析：

朋友杨君之外侄女，五岁，发高热，咽喉肿痛，扁桃体肿大来诊。诉经常发作，一发热即出现此症，每需住院用大量抗生素数日方能愈，然其咽喉与扁桃体却始终未能愈之，家长甚为苦恼。今又值感冒流行，发热且扁桃体又发炎，故带其来诊。

视其舌红紫，舌尖有红紫斑高出舌面，舌苔白腻，辨证属湿热并重，气滞血瘀，瘀滞之湿热入于营血致结。抗生素之消炎药能消炎杀菌，然不能消散瘀结之湿热，其瘀结为气血与湿热之结也。治以清热祛湿，解毒散结。

衡通解毒散结汤

羚羊角丝 6 克，生石膏、滑石、生山药、白茅根、桑寄生各 30 克，白芍、丹参各 15 克，炮山甲、生甘草各 10 克，三剂，水煎服。

复诊，服一剂，热退，三剂，热退尽，咽喉与扁桃体肿大消之大半，上方减石膏、滑石为 18 克，又服三剂，咽喉与扁桃体肿大皆消失。嘱再服三剂，隔日一剂，以巩固疗效，后观察大半年咽喉与扁桃体肿痛未再发作。

释疑解难

李洪波：现代人一发热，大多先去西医处诊治，每用抗生素，故退热速者多，然也有数日不退者，即相当于老师常论及的有形之结之轻者或无形之结之重者之证。此例扁桃体与咽喉肿痛发热与我儿子的病症相差无几，属有形之结之轻者，而此女孩尚非阴虚内燥之体，故愈之不难。阴未虚之体，辨证用药仍需顾护其阴，是以得以速愈，而顽疾得以根除，全在辨证论治功夫上是也。而此证之有形之结之轻证，是因瘀致结？还是因湿热即偏差致结？还是阴虚致瘀令结？还有，此例之治法用清热解毒散结汤法，是为用药攻病纠偏之法，佐以补药是为滋阴，而未用益气类药，是否为其体质偏于阴虚而用？请老师论之。

李静：现代人偏阴虚者多是事实，偏阴虚致燥令瘀而结者更多！阴虚则阳盛，阳盛则热。热则耗阴故致瘀令结。故临证验舌与辨证同等重要，即中医之四诊八纲辨证法是基本功，而用衡通理念来衡量之则简捷得多。阴阳平衡则无病，失衡则病生。舌红紫即属阴虚瘀热，舌淡方为阳虚。苔腻是湿，舌红紫苔腻属湿热，舌淡苔腻方属阳虚。舌紫苔薄即属气血瘀滞，舌中有裂纹即属阴伤致虚，舌质变形与舌尖边有凹陷即属体内脏腑气血津液缺损。舌体胖大，舌边有齿印是为脾虚，若将舌质之变形缺损与地图状舌皆认为是脾虚则差也。为何？阳者气也，故属无形。阴者血也，津液也，故属有形。故需与脉证同验之，是为中医之精髓！

舌淡苔腻之发热属伤于寒，用伤寒六经辨证法。舌红紫苔薄黄或薄白且干燥者，属伤于温邪，用卫气营血辨证法。舌红紫苔白腻与舌尖有红紫斑点高出舌面，即属湿热之邪入里，不论伤寒、温病辨治皆用清解法。不同的是，伤于温者，素体阴虚积有瘀热者，复感温邪，其外感引动内之瘀热，其热必重，且更易伤阴，故治之也缓。伤于寒者，素体积寒者则其寒更甚，素有瘀热者，往往会出现湿热并重，湿热祛之亦易。而气血瘀滞兼有之证，其舌多紫，红紫属阴虚，淡紫属阳虚，且有阴阳俱虚者是也。

第四节　水　痘

师承切要

　　师承切要者，师承张锡纯先生儿科病"水痘"论治之精要，以及笔者领悟与运用张先生之学说与临床的心得体会，力求切中要点。书中"羚羊角解""青盂汤"论可用治此证。从整体出发，辨证论治，找出偏差为感受外感时行邪毒引起的急性发疹性时行疾病。主要病机为外感时行邪毒，上犯于肺，下郁于脾而发病，其病在肺脾两经。纠正偏差，以清热解毒利湿为总的原则。临证用衡通法来衡量之，视其所偏，师其用对证之方或对证之药一二味专攻其处来组方，是为抓主证，又加补药为之佐使，是以邪去正气无伤损。药物编中之生石膏、滑石、羚羊角、白茅根、蝉蜕、连翘、天花粉、薄荷、生山药、牛蒡子解等，医论、医话编中皆有论及，读者宜细读之，博览群书，于无字句处读书，触类旁通，有是证用是方，有是证用是药，用于治疗现代医学之水痘。

《医学衷中参西录》书中原文

　　羚羊角解、羚羊角辨参观

　　羚羊角：性近于平不过微凉。最能清大热，兼能解热中之大毒。且既善清里，又善透表，能引脏腑间之热毒达于肌肤而外出，疹之未出，或已出而速回者，皆可以此表之，为托表麻疹之妙药。即表之不出而毒热内陷者，服之亦可内消。又善入肝经以治肝火炽盛，至生眼疾，及患吐衄者之妙药。所最异者性善退热却不甚凉，虽过用之不致令人寒胃作泄泻，与其他凉药不同。此乃具有特殊之良能，非可以寻常药饵之凉热相权衡也。或单用之，或杂他药中用，均有显效。

临证要点

现代人用激素本已很多，饮食结构的改变，化学药物的食入与用于体内，而且激素类药用之即效是明显的事实。因此，我们说，用激素往往是拔苗助长，导致体内气机紊乱，久之得不偿失是也。而用抗生素是打阵地战，拼消耗，不加辨证地将消炎类药用于各种炎症，是为闭门逐寇，邪不得出，故导致气血瘀滞夹热者越来越多，此也为现代阴虚致瘀夹热之人越来越多的道理所在。

故此，因热致瘀者，需用凉药通瘀散滞；因寒致瘀者，用温通法，用温药通瘀散结，总以令其衡之，是为要点。

释疑解难

余健楚：水痘病人现在已很少见，此当是西医之长处。然如麻疹、天花、水痘类病皆已少见，而西医理论之病毒性病却越来越多，如带状疱疹、单纯疱疹、生殖器疱疹、尖锐湿疣、艾滋病等越来越多，而且此类病多与中医之温热、温疫类毒疫相类似，而临证多用清热解毒类药，往往效不佳是何道理呢？

李静：此即中医之精要所在，亦即治病求本之概念。只看到表面现象，用西医理念来论治，用病毒词语来指导中医用药，必然会是模式化、格式化地用于临证。用衡通理念衡量之则非，且此类病多为无形之毒火，无形之毒结。舌红紫苔白腻者，用清热祛湿解毒法即效，而有气血瘀滞者，则需伍以疏通气血法愈之方速。阴虚者，佐以滋阴法方效，其理甚明。瘀结久者，必须用化瘀散结法方效，实则有是证用是法，有是证用是方，用是药之理也。只用清热解毒类药，是为只看到表面现象，只看到炎症，所以说是治标未顾及本，即未能明辨其气血瘀滞之因素。有医家说多用消炎类抗生素可令人阳虚，实则是本已阳虚者，久用之更伤其阳。而本有阴虚瘀热者，只用抗生素与中医之清热解毒法同样可耗损其阴液，反令气血更加瘀结，瘀滞之火不得散之是也！

第五节　痄　腮

师承切要

　　师承切要者，师承张锡纯先生儿科病"痄腮"论治之精要，以及笔者领悟与运用张先生之学说与临床的心得体会，力求切中要点。书中"青盂汤"论可用治此证。从整体出发，辨证论治，找出偏差为感受风温邪毒，壅阻少阳经脉引起的时行疾病。主要病机为邪毒壅阻少阳经脉，与气血相搏，凝滞耳下腮部。纠正偏差，着重于清热解毒，佐以软坚散结。临证用衡通法来衡量之，视其所偏，师其用对证之方或对证之药一二味专攻其处来组方，是为抓主证，又加补药为之佐使，是以邪去正气无伤损。药物编中之生石膏、荷叶、僵蚕、金线重楼、滑石、羚羊角、白茅根、蝉蜕、连翘、天花粉、薄荷解等，医论、医话编中皆有论及，读者宜细读之，博览群书，于无字句处读书，触类旁通，有是证用是方，有是证用是药，用于治疗现代医学之流行性腮腺炎。

《医学衷中参西录》书中原文

青盂汤

治瘟疫表里俱热，头面肿疼，其肿或连项及胸。亦治阳毒发斑疹。

036

荷叶（一个，用周遭边浮水者良，鲜者尤佳）、生石膏（一两，捣细）、真羚羊角（二钱，另煎兑服）、知母（六钱）、蝉蜕（三钱，去足土）、僵蚕（二钱）、金线重楼（二钱，切片）、粉甘草（钱半）。

李静讲记

中医儿科学分证论治是为常法，师承张锡纯先生"青盂汤"方论治，主用羚羊角、生石膏等攻病是为变法。邪犯少阳证，张先生之青盂汤可治之。热毒壅盛证，重用生石膏，再加白茅根、金银花亦可。邪陷心肝变证，再重加羚羊角方可治之。而毒窜睾腹变证，则需加炮山甲、天花粉、大黄方可。

用衡通法来衡量之，找出偏差，用对证之药组方攻病是为简捷扼要之法。而此证之毒、热、风、瘀、结是为偏差。视其所偏，抓主证，用对证之药攻病，则毒需解，热需清，风需消，瘀需通，结需散。解毒之药，首选大黄、金线重楼，臣以金银花、甘草。清热之药，首选生石膏、羚羊角，臣以白茅根、荷叶。消风之药，首选羚羊角、蝉蜕，臣以僵蚕、地龙。通瘀之药，首选丹参、赤芍，臣以白芍、天花粉。散结之药，首选炮山甲、三七，臣以瓜蒌仁、皂角刺。

舌红苔薄白或薄黄者，脉浮数，为温毒在表之征，方用衡通清凉消风汤

白茅根、生石膏、滑石、桑寄生各 30 克，蝉蜕、甘草各 10 克，丹参 12 克，小儿酌减。

舌红、苔黄，脉滑数，为里热实证，方用衡通白虎汤

白茅根、生石膏各 45 克，羚羊角丝 10 克，党参、滑石、丹参、桑寄生各 30 克，蝉蜕、甘草各 10 克，小儿酌减。

舌红，苔黄，脉洪数，为内热炽盛之象，方用衡通承气汤

白茅根、生石膏各 45 克，党参、生山药、炒瓜蒌仁（打碎）、滑石（布包煎）各 30 克，知母 18 克，羚羊角丝、甘草各 10 克，小儿酌减。

舌红，苔黄，脉数，为邪毒未散之象，方用衡通解毒散结汤

羚羊角丝 6 克，生石膏、滑石、生山药、白茅根、桑寄生各 30 克，白芍、丹参各 15 克，炮山甲、生甘草各 10 克，小儿酌减。

释疑解难

学生李洪波同学之子向某，年方四岁，屡病感冒，咳嗽咽痒，盗汗，左侧睾丸漫肿不痛二月余，屡用中西药物未效来诊。视其舌紫暗，舌尖有紫斑，苔白腻，脉弦。辨证属肺脾肝气虚致瘀令结，瘀则气化不利故湿痰阻络。湿者，痰饮也。瘀滞者，气血痰热之结也。瘀滞需通，主用当归、丹参。结聚需散，主用生鸡内金、三七。脾虚需健，用山药、薏苡仁。痰湿需祛，故用皂角刺、茯苓。肺气虚当补，用黄芪、桑寄生。湿肿需消，用滑石、车前子。瘀热需清，宜用桑叶、白茅根，清热养阴而不致耗液。再加炮山甲之无坚不摧，无处不到，羚羊角、蝉蜕之凉散解表。

方用衡通滋阴通络散结汤

羚羊角丝、三七粉（研末送服下）、炮山甲各 3 克，蝉蜕 5 克，桑寄生、皂角刺、茯苓、丹参、桑叶各 12 克，白茅根 18 克，滑石（布包煎）、生山药、生薏苡仁各 15 克，车前子（布包煎）、黄芪、生鸡内金各 10 克，当归 6 克，水煎服。

此方服至十剂，诸证均退，睾丸漫肿已消，嘱其减羚羊角，再服七剂。后视其舌紫仍有，嘱其服四象散以通瘀散结，以竟全功。

第六节　顿　咳

师承切要

师承切要者，师承张锡纯先生儿科病"顿咳"论治之精要，以及笔者领悟与运用张先生之学说与临床的心得体会，力求切中要点。书中"从龙汤"论用治此证。从整体出发，辨证论治，找出偏差为感受时行邪毒引起的肺系时行疾病，临床以阵发性痉挛咳嗽，咳后有特殊的鸡鸣样吸气性吼声为特征。临证用衡通法来衡量之，视其所偏，分证论治。师其用对证之方或对证之药一二味专攻其处，是为抓主证，又加补药为之佐使，是以邪去正气无伤损。药物编中之麻黄、杏仁、甘草、生石膏、僵蚕、全蝎、蜈蚣、龙骨、牡蛎、生山药解等，医论、医话编中皆有论及，读者宜细读之，博览群书，于无字句处读书，触类旁通，有是证用是方，有是证用是药，用于治疗现代医学之百日咳综合征及部分支气管炎出现顿咳证候者。

《医学衷中参西录》书中原文

从龙汤

治外感痰喘，服小青龙汤，病未痊愈，或愈而复发者，继服此汤。

龙骨（一两，不用捣）、牡蛎（一两，不用捣）、生杭芍（五钱）、清半夏（四钱）、苏子（四钱，炒捣）、牛蒡子（三钱，炒捣），热者，酌加生石膏数钱或至一两。

🌸 李静讲记

中医儿科学论治诸法是为常法，师承张锡纯先生之论治是为变法，博览群书方明巧法，用衡通理念衡量之，找出偏差，用对证之药一二味攻病，佐以补药是为简捷扼要之法。用对证之药一二味者，非止限于一二味也。佐以补药者，非止限于补药是也。

顿咳者，气管痉挛，风痰也。然需辨其为风寒、风热、风火、风燥。每用衡通止咳汤为主方，随证加减。风寒在表需宣散，用麻黄、杏仁，定风止痉用全蝎、蜈蚣。风热在表需凉散，用桑叶、石膏，定风止痉用蝉蜕、地龙。风火相煽需清散，用黄连、葶苈子，若畏苦可用白茅根、石膏，定风止痉用羚羊角、地龙。风痰闭肺需疏风化痰，用牛蒡子、浙贝母，定风止痉用僵蚕、蜂房。风燥伤阴需濡润，用沙参、麦冬，定风止痉用龙骨、牡蛎。

舌淡苔薄白润滑为风寒，舌红苔薄白或薄黄为风热，舌红紫舌尖有红紫斑点高出舌面，苔薄者为风火，舌淡紫苔白腻者为风痰，舌红嫩紫，舌尖有红紫斑点未高出舌面者为风燥。小儿稚阴稚阳之体，故每用生山药以补之，虚者佐以山萸肉以敛之，舌紫有瘀象者可加丹参以通之，咳剧痉挛者皆可加炮山甲以攻散之，舌红紫苔薄且燥者，可用滋阴清热汤法，苔腻湿重者，车前子加之即效。

衡通止咳汤

牛蒡子（炒捣）、蝉蜕、全蝎、川贝母、炙甘草各 10 克，桔梗 12 克，生黄芪 15 克，生山药、白茅根、生石膏各 18 克，水煎服，小儿酌情加减。

释疑解难

何志干： 比葫芦画瓢，桑叶、炮山甲治"乳蛾"致痉咳。乳蛾，又名喉蛾，是以喉核红肿疼痛为主要特征的常见多发咽喉病，有急性、慢性之分。急性"乳蛾"多发于儿童及青年，春秋二季尤为多见，急性乳蛾治疗不彻底，往往迁延而成慢性乳蛾，反复发作，缠绵难愈！

本病相当于现代的急、慢性扁桃体炎，可引起痹证、水肿、心悸怔忡等全身性疾病。其病因多由外感风热，或肺胃热盛，或虚火上炎，虚阳浮越而致，慢性反复发作者，常因风燥热毒之邪与有形之邪结聚，气滞血瘀，扁桃体增生肿大者，愈之也难。自读了李老师《名医师承讲记》"话单方穿山甲新用，扁桃体炎屡建奇功"文章后，试用于临床，获得良效。

我儿子，今年十一岁，由于幼即寄宿于南宁读书，经常外感失于早治，几年来，扁桃体炎反复发作，扁桃体越肿越大，每次外感诱发，或发热，咽痛，剧咳等，均需中药配用抗生素才能控制，平时清热解毒，化痰散结的中药也用了不少，但对肿大的扁桃体竟无寸功。今年春节回来后，照李老师之方，比葫芦画瓢，处以：桑叶10克、薄荷10克、菊花10克、杏仁5克、浙贝母5克、蝉蜕5克、炮山甲粉每次2克冲服、甘草5克，水煎服。五天后原来多药难消的扁桃体肿大，逐渐化小，后因上学，遂以桑叶、炮山甲研粉，每次服5克，每日2次。日前赴深圳拜见老师，视之，小家伙苦于药味，不能正常服之，但见其左边肿大的扁桃体已全消，右边尚有一点，但也消得差不多了。

开春以来，小儿外感甚多，其中多有因扁桃体炎、扁桃体肿大而频频剧烈咳嗽者，即放手施用桑菊化裁加炮山甲粉冲服，均一剂咳减，二剂效。相对于以前的疗效，大有不可同日而语之感。

李洪波： 张锡纯先生论穿山甲之功已甚伟，老师触类旁通，将其组入衡通汤、衡通散诸方中，更加扩大了穿山甲的应用范围，指出穿山甲无坚不摧，无处不到，其走窜之功，透达关窍之力，非他药可代之。老师常于有瘀滞者，不论何证皆用衡通汤、衡通散以治之，今何志干学友又验证了剧咳之效，实亦为触类旁通之意也。然随着药源的缺失，寻找穿山甲的替代品便成了当务之急。老师常说药无难代之品，又说穿山甲走窜之力无药能代。那么，究竟该如何才能代之呢？

李静：穿山甲的走窜之力确实无药能出其右。此与犀角代以水牛角，或紫草、大青叶代之，我每再佐以升麻，或佐以羚羊角。而羚羊角，张锡纯先生主张用白茅根、生石膏、阿司匹林之甘露清毒饮代之同，而其实则不如原药多矣。穿山甲若以他药代之，需皂角刺、地龙、蜈蚣、白芍、天花粉数药重用方可，屡用之，实则是勉为其用也。其中皂角刺通坚散结，但其性温，透达关窍之功虽有，但走窜之力则无，故需伍以蜈蚣。而皂角刺与蜈蚣二药皆性温，故与穿山甲之性异，再伍以地龙之凉血活血通络，白芍之生血滋阴增液，天花粉之凉散通络，数药合而重用之，其效尚不能抵一味穿山甲之功用，然终胜于无是也。

第七节　小儿暑温

师承切要

师承切要者，师承张锡纯先生儿科病"小儿暑温"论治之精要，以及笔者领悟与运用张先生之学说与临床的心得体会，力求切中要点。书中"羚羊角解""论伤寒温病神昏谵语之原因及治法""天水散治中暑于南方北方用之宜稍变通"论可用治此证。从整体出发，辨证论治，找出偏差为感受暑温邪妻引起的时行疾病。纠正偏差，以清热、豁痰、开窍、息风为主。临证可根据其不同证型分证论治，临证用衡通法来衡量之，视其所偏，师其用对证之方或对证之药一二味专攻其处来组方，是为抓主证，又加补药为之佐使，是以邪去正气无伤损。药物编中之生石膏、滑石、羚羊角、白茅根、蝉蜕、连翘、天花粉、薄荷、生山药解等，医论、医话编中皆有论及，读者宜细读之，博览群书，于无字句处读书，触类旁通，有是证用是方，有是证用是药，用于治疗现代医学之流行性乙型脑炎。

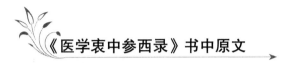

《医学衷中参西录》书中原文

论伤寒温病神昏谵语之原因及治法

伤寒温病皆有谵语神昏之证，论者责之阳明胃实。然又当详辨其脉象之虚实，热度之高下，时日之浅深，非可概以阳明胃实论也。其脉象果洪而有力，按之甚实者，可按阳明胃实治之。盖胃腑之热上蒸，则脑中之元神，心中之识神皆受其累，是以神昏谵语，不省人事，更或大便燥结，不但胃实，且又肠实，阻塞肾气不能上交于心，则亢阳无制，心神恍惚，亦多谵妄，或精神不支，昏愦似睡。若斯者，可投以大剂白虎汤，遵《伤寒论》一煎三服之法，煎汤三盅，分三次温饮下。其大便燥结之甚者，可酌用大、小承气汤（若大便燥结不甚者，投以大剂白虎汤，大便即可通下），其神昏谵语自愈也。有脉象确有实热，其人神昏谵语，似可用白虎汤矣，而其脉或兼弦、兼数，或重按仍不甚实者，宜治以白虎加人参汤。

李静讲记

中医儿科学诸法论治是为常法，师承张锡纯先生之论治是为变法，博览群书方明巧法。用衡通法来衡量之，找偏差，抓主证，用对证之方或对证之药组方攻病，佐以通补之药是为兼备法。张锡纯先生之治寒温诸方可用之，我常以衡通白虎汤、衡通承气汤、衡通增液汤加减运用之。

衡通白虎汤

白茅根、生石膏各 45 克，羚羊角丝 10 克，党参、滑石、丹参、桑寄生各 30 克，蝉蜕、甘草各 10 克，水煎服，小儿酌量。

衡通承气汤

白茅根、生石膏各 45 克，党参、生山药、炒瓜蒌仁（打碎）、滑石（布包煎）各 30 克，知母 18 克，羚羊角丝、甘草各 10 克，水煎服，小儿酌量。

衡通增液汤

北沙参、生地黄、麦冬、桑椹子、白茅根、桑寄生、生山药各 30 克，水煎服，小儿酌量。

释疑解难

曾泽林：老师，张锡纯先生与诸前贤之意用羚羊角与针刺十宣出血治小儿高热脑炎极有心得与经验，还请老师讲述小儿脑炎高热辨证论治之要点，以广见闻。

李静：羚羊角治脑膜炎，《医学衷中参西录》书中曾论之，羚羊角亦常用之，且自创一方名"甘露清毒饮"以代之，称其药力不亚于羚羊角，且有时胜于羚羊角。方为白茅根 180 克切碎，生石膏 45 克轧细，西药阿司匹林片半克，二味煎汤送服阿司匹林片。《经方实验录》载恽铁樵治王鹿萍子患脑膜炎，用羚羊角、犀角奏效。先贤何廉臣倡紫草、大青叶代之犀角，多有报道水牛角、升麻亦可代之。我在临床上治血分热重常用紫草、大青叶、水牛角、升麻、羚羊角，验舌质色紫红赤，舌尖边有红紫瘀斑者每收佳效。

1981 年夏秋之季在农村行医，治一名两岁男孩高热惊厥，因条件所限来不及化验，病孩已呈昏迷抽搐状态，家属惊恐慌乱，为患儿先针合谷双穴、太阳穴双穴，抽搐不止，又取三棱针刺患儿双手十指尖名为十宣穴，刺之出血，患儿抽搐方止，呈喷射状呕出食物约一碗，热退身凉而醒。古人云，食积伤风，大闹天宫当为此症，又称急惊风。后处以张氏验方甘露清毒饮加味煎汤代茶饮而愈。后至1986年夏秋之季，当地乙脑流行，许多小儿发高热多日不退。我当时忙于诊治，我的儿子时年两岁多亦被感染，也配合用刺血法而愈。曾于2006年治朋友李金东家在湖北宜昌的八岁小女儿，在医院住院六天，脑炎高热一直不退，处以羚羊角10克，白茅根50克，芦根50克，一剂即热退出院。此女孩于2007年底又患脑膜炎，其一入院诊为脑膜炎即来询方，予其处羚羊角10克，白茅根50克，芦根50克，党参、滑石、丹参、桑寄生各30克，蝉蜕、甘草各10克，嘱服三剂。李金东问前次也是脑炎，只让服一剂，此次为何要服三剂，而且药也加多了？告知前次是住院用西药一周了，故只用一剂即可。此次是刚住院，未用大量西药，只用中药故需多服，后来电告知此方服三剂即愈。

第八节　夏季热

师承切要

师承切要者，师承张锡纯先生儿科病"夏季热"论治之精要，以及笔者领悟与运用张先生之学说与临床的心得体会，力求切中要点。书中"天水散治中暑宜于南方北方用之宜稍变通"论可用治此证。从整体出发，辨证论治，找出偏差为入夏长期发热、口渴多饮、多尿、汗闭为特征。纠正偏差，以清暑泄热，益气生津为原则。临证可根据其不同证型分证论治，临证用衡通法来衡量之，视其所偏，师其用对证之方或对证之药一二味专攻其处来组方，是为抓主证，又加补药为之佐使，是以邪去正气无伤损。药物编中之生石膏、滑石、羚羊角、白茅根、蝉蜕、连翘、天花粉、薄荷、生山药解等，医论、医话编中皆有论及，读者宜细读之，博览群书，于无字句处读书，触类旁通，有是证用是方，有是证用是药，用于治疗现代医学之暑热症。

《医学衷中参西录》书中原文

天水散治中暑宜于南方北方用之宜稍变通

河间天水散（即六一散），为清暑之妙药。究之南方用之最为适宜；若北方用之，原宜稍为变通。盖南方之暑多夹湿，故宜重用滑石，利湿即以泻热。若在北方，病暑者多不夹湿，或更夹有燥气，若亦重用滑石以利其湿，将湿去而燥愈甚，暑热转不易消也。愚因是拟得一方，用滑石四两，生石膏四两，粉甘草二两，朱砂一两，薄荷冰一钱，共为细末，每服二钱，名之曰加味天水散。以治北方之暑病固效，以治南方之暑病，亦无不效也。方中之义：用滑石、生石膏以解暑病之热；而石膏解热兼能透表，有薄荷冰以助之，热可自肌肤散出，滑石解热兼能利水，有甘草以和之（生甘草为末服之最善利水，且水利而不伤阴），热可自小便泻出，又恐暑气内侵，心经为热所伤，故仿益元散之义加朱砂（天水散加朱砂名益元散）以凉心血，即以镇安神明，使不至怔忡瞀乱也。

李静讲记

中医儿科学分证论治是为常法，师承张先生之论，用加味天水散，滋阴清燥汤是为变法，用衡通滋阴清燥汤法加减运用，即在张锡纯先生之滋阴清燥汤基础上加用白茅根、桑寄生、山萸肉、北沙参，组方是为衡通益气清暑汤。

衡通益气清暑汤

滑石（布包煎）18克，甘草3克，生山药30克，白芍12克，白茅根24克，桑寄生18克，北沙参10克，热重加羚羊角丝6克，水煎服。

释疑解难

余健楚：有的患儿会出现体温持续超过40℃，并伴有惊跳、嗜睡，甚至惊厥、昏迷等严重神经系统急性症状，应及时到医院诊治。此症应该注意的是什么？老师的衡通益气清暑汤能否预先饮服呢？服此汤的应用要点是什么？

李静：小儿出现这些情况，如果施予科学的家庭护理，就可减少急症给小儿带来的伤害。儿童夏季热的急症主要有以下几种情况：

1. 小儿因机体散热功能发生障碍而发生的头痛、眩晕、疲乏、高热、呼吸脉搏快，可用冰袋敷额头，或温水浸湿毛巾擦拭身体进行物理降温，体温也不能骤降至38℃以下，以免出现抽搐。同时，每10分钟监测一次，并及时送医院治疗。

2. 小儿因高温蒸发汗液过多，出现大汗淋漓、疲乏、虚脱、四肢冰凉，体温低于正常、血压偏低等，严重者甚至昏迷。应该立即脱离高温环境，平卧或将头部放低，可以饮用微凉的淡盐水，边做上述急救，边准备送医院治疗。

3. 小儿因烈日曝晒可能发生头晕、头痛、耳鸣、恶心和呕吐，严重者可能出现嗜睡和昏迷。立即将孩子转移至阴凉处，用凉毛巾或凉水袋进行头部降温，一般可很快恢复正常。严重者则要送医院治疗。

对阴虚体弱之小儿，可于暑季提前服衡通益气清暑汤，方中之滋阴清燥汤治上热下燥，再加白茅根、桑寄生以养阴清热通络，北沙参益气，素有蕴热之小儿宜早服之。临证验其舌，凡舌红紫，舌尖有红紫斑点，苔薄白腻或干燥者，即属阴虚热燥之体，且属蕴积之热致燥。此即张锡纯先生所说，素有积热者，复感其热，其热愈甚之意也。

第四章　肺脏病证

第一节　感　冒

师承切要

　　师承切要者，师承张锡纯先生儿科病"感冒"论治之精要，以及笔者领悟与运用张先生之学说与临床的心得体会，力求切中要点。书中论"伤寒风温始终皆宜汗解说""麻黄加知母汤方论""石膏阿司匹林汤"、"清解汤""凉解汤"及治寒温诸方可用治此证。从整体出发，辨证论治，找出偏差为小儿时期常见的外感性疾病之一，因其生理病理特点，易于出现夹痰、夹滞、夹惊的兼夹证。纠正偏差，小儿感冒的基本治疗原则为疏风解表。因小儿为稚阴稚阳之体，发汗不宜太过，以免耗损津液。小儿感冒容易寒从热化，或热为寒闭，形成寒热夹杂之证，单用辛凉汗出不透，单用辛温恐助热化火，常取辛凉辛温并用。用衡通法来衡量之，视其所偏，师其用对证之方或对证之药一二味专攻其处来组方，是为抓主证，又加补药为之佐使，是以邪去正气无伤损。药物编中之麻黄、桂枝、紫胡、生石膏、滑石、人参、羚羊角、白茅根、蝉蜕、连翘、天花粉、薄荷、生山药、牛蒡子解等，医论、医话编中皆有论及，读者宜细读之，博览群书，于无字句处读书，触类旁通，有是证用是方，有是证用是药，用于治疗现代医学之普通感冒和流行性感冒。

第四章　肺脏病证

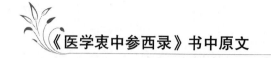

《医学衷中参西录》书中原文

伤寒风温始终皆宜汗解说

伤寒初得宜用热药发其汗，麻黄、桂枝诸汤是也。风温初得宜用凉药发其汗，薄荷、连翘、蝉蜕诸药是也。至传经已深，阳明热实，无论伤寒、风温，皆宜治以白虎汤。而愚用白虎汤时，恒加薄荷少许，或连翘、蝉蜕少许，往往服后即可得汗。即但用白虎汤，亦恒有服后即汗者。因方中石膏原有解肌发表之力，故其方不但治阳明腑病，兼能治阳明经病，况又少加辛凉之品引之，以由经达表，其得汗自易易也。拙拟寒解汤后载有医案可参阅。该方原治寒温证周身壮热，心中热而且渴，舌苔白而欲黄，其脉洪滑或兼浮，或头犹觉疼，或周身犹有拘束之意者。果如方下所注证脉，服之复杯可汗，勿庸虑其不效也。盖脉象洪滑，阳明腑热已实，原是白虎汤证。至洪滑兼浮，舌苔犹白，是仍有些表证未罢。故方中重用石膏、知母以清胃腑之热，复少用连翘、蝉蜕之善达表者，引胃中化而欲散之热仍还于表，作汗而解。斯乃调剂阴阳，听其自汗，非强发其汗也。至其人气体弱者，可用补气之药助之出汗。

李静讲记

中医儿科学诸法论治甚详且备，是为常法。师承张锡纯先生"伤寒风温始终皆宜汗解说"论是为变通论治法。用衡通理念来衡量之，找出偏差，用对证之方或对证之药一二味以攻病是为抓主证，纠偏即是求衡。

中医传统四诊，首用望、闻、问、切来辨证，可结合现代医学之辨病，小儿兼视其指纹。常言道：紫热红伤寒，青惊白是疳。故看其怕冷便知是恶寒，恶寒重者当为伤于寒者。发热可结合体温计与现代医学之检验，比如血常规检验。辨其发热有无恶寒、鼻塞、头痛、身痛，恶寒重则不是风热感冒。风寒风热皆可有咽痛，所以须问其有无咽痛不适，如有不适则视其咽部有无红肿。无恶寒有咽红肿痛，则多为风热感冒也。风寒风热皆可有咳，然咳而有清稀痰是为风寒，痰黄稠黏是为风热。而恶寒发热不重，咳而痰少或无，咽痒而干痛者，则又为风燥感冒也。又有发热恶寒咳痰咽痛诸症不明显，唯有困倦无力者，是为伤湿感冒也。伤风感冒汗出恶风，寒热不明显，桂枝汤证是也。现代小儿舌红紫且舌尖有红紫斑点者多，临证见阳虚者少，而且舌红紫者多属阴虚夹瘀之热者最为多见。

治疗原则需领会张锡纯先生之"伤寒风温始终皆宜汗解说"，于辨证以后，有是证用是方。辨证为风寒感冒麻黄汤证，则用张先生之麻黄加知母汤，简易方可用西药发汗退热类药。伤风感冒用方则为桂枝汤。伤湿证颇多，需辨其为风湿、湿热而后选方。风湿选用张锡纯先生之加味桂枝代粥汤，湿热感冒选用张先生之宣解汤，细读《医学衷中参西录》书则明。风温、风热、风燥、暑热证，应用卫气营血法辨证，用张先生治温病诸方与滋阴清燥汤。此为常见感冒之辨证用方用药也。

而且我的经验是，西医诊断为炎症需用抗生素者，中医往往也需用羚羊角、生石膏、滑石、蝉蜕、黄连、黄芩、大黄类药，如葛根芩连汤、张锡纯先生之清解汤、凉解汤、寒解汤、宣解汤、和解汤、石膏阿司匹林汤、滋阴清燥汤、滋阴固下汤、白虎加人参汤或镇逆承气汤。若舌红苔黄属热者，相当于西医之细菌、病毒感染，然中医则又辨证多为热在气分，则石膏、滑石、蝉蜕、金银花、连翘为主药。若舌紫红或舌紫红舌尖有红紫斑点者为热入营血之分，则只用石膏、滑石、蝉蜕、金银花、连翘诸药已不能胜任，需加羚羊角、黄芩、黄连等入血分之药为要，然而其病已不称之为单纯感冒了。故而有许多患者说感冒数日不好，证明他的病不是简单的感冒，尤其不是单纯的风寒、风热、伤风感冒，必是有兼证或是病邪已入里，非在六经之太阳，卫气营血之卫分、气分，伤寒温病均可有之。现代医学之检验及诊断方法可以用之辨病，中医则可既辨病又辨证，不能受西医诊断为炎症之影响。病毒也好，细菌也好，一定要用中医传统的四诊、八纲、六经辨证，温病则用卫、气、营、血来辨证。

临床实验证明，凡是应用抗生素和感冒药而感冒仍不愈者，在临证时要详加辨证，做到有是证用是方。临床上如不加辨证，气血俱虚阴阳俱弱之人如何能愈？西医治此类病人如果不加辨证，用发汗解表药和抗生素效果必然差，须加补液和能量类药方可取效。我的经验是诸病感冒皆可用西药发汗退热类药以求发表汗出而解之法，唯阴虚者不可屡用之，恐伤其津液也。阴虚内燥之人或阳虚中风之体，用中医之增液汤和参芪类扶正益气之治，用衡通滋阴清燥汤，师承张锡纯先生之意，大剂煎汤分数次温服下，与西医输液疗法并无区别，异曲同工也。甚至中医辨证阴虚者加用滋阴之药如增液汤，阳虚者加用补气之药，如人参、黄芪、山萸肉类药，有时胜似西医输液。凡可汗者，汗之可愈，则非虚证也。凡不可汗者，汗之病不愈，虚故也。当汗者汗，当补者补，有是证用是方是也。

衡通滋阴清燥汤方

滑石（布包煎）、生山药、白茅根各 30 克，生白芍 18 克，生鸡内金、丹参、炙甘草各 12 克，羚羊角丝 6 克，虚甚者可加山萸肉 30 克，水煎服。热重者滑石、白茅根重其量。腹泻重者重加生山药为 60 克或者 120 克。疼痛重者加重白芍为 30 克或 60 克或更多。

此方为张锡纯先生之滋阴清燥汤加味而成。张先生之滋阴清燥汤用之无数，屡用皆效，每临证加味，用于阴虚发热者效，用于阴虚燥热腹泻者效，用于小儿、孕妇燥热证效。凡阴虚内燥之发热、咳嗽痰喘、腹泻头痛、头晕、心悸、失眠多梦、乏力、自汗盗汗皆效。

临证每思张先生用对证之药一二味主攻主证，再加佐使药即可组方，用药以胜病为准，且此数药皆为可用大量者。白茅根鲜者张先生曾用至一斤，白芍曾用至六两，生山药、山萸肉先生屡用至 120 克，读先生书则敢用先生方，敢用先生所论之药。然每需注意先生所论大剂分服之论为要。

读张先生书有年，用张先生之方组方，用张先生擅用之药组方。无字句处读书，触类旁通之意也。常用大量白茅根、白芍、生山药、山萸肉，又常用葶苈子、金银花、连翘、蝉蜕、土茯苓、桑叶、桑椹、生鸡内金、蒲公英、羚羊角、滑石、知母、天花粉、生地黄、皂角刺。当归常用30克，且常用此平淡之药组方愈病，往往剂量超出常规，用平淡之药，重用之方为出奇制胜也。需明白现代人阴虚偏热之病多，明白何为阴虚之热，何为郁滞之火。明白阴虚之火滋其阴清其火即可之理，明白阴虚瘀滞之热则需滋阴与疏散之方可之理。明白阴虚之火需滋阴清火用滋阴清燥汤即效之理，明白阴虚瘀滞之火则需滋阴与散瘀热之火方可之理。明白舌尖红斑点高出舌面即为瘀滞之火，体不虚者可用芩、连清散之之理。明白舌尖红斑不高出舌面为阴虚虚火瘀滞，不可过用苦寒之芩、连清散之理。明白同为治热，芩、连可治之热与羚羊角不同之理，明白金银花、连翘、蝉蜕与芩、连所治之热不同之理。明白加药数味即此衡通滋阴清燥汤非止用于发热喘泻之理。举一反三，此法则为无招胜有招，实为有是证用是方，有是证用是药之理也！又为找出偏差，纠而正之，找出病因，祛除病因，治病求衡之理也！

张锡纯先生之滋阴清燥汤治上热下燥之发热喘泻，衡通滋阴清燥汤则广泛应用于偏阴虚之人气血瘀滞诸证，是将张先生之论领悟发挥之意也。以前每来患者皆先验其舌质，并向学生指出此证为偏阴虚，久之果然验证阳虚者百中之二三之论。此与现代人生活环境有关，与滥用抗生素导致阴液损耗有关，与现代人生活节奏有伤阴精有关。因此，衡通滋阴清燥汤大有用武之地，合用衡通汤者，是阴虚液燥久之导致气血瘀滞故需合用之。张先生治阳虚证也需顾护其阴之理，是以能永立不败之地之法。

张锡纯先生之石膏阿司匹林汤、滋阴清燥汤运用得炉火纯青，可谓第一代中西医结合之典范。先生用之治外感寒温、肺结核、风湿病之发热，用之得当，每收佳效。读先生书，触类旁通，则先生之滋阴清燥汤配伍合理，适于现代人之体病热，现代之人病热即燥。此从现代人外感发热只服退热之西药如阿司匹林，热退又发，服现代制剂亦然，而每用输液法则易退易愈可以看出。液体疗法者，可以滋阴增液故也。此理于滋阴清燥汤中可以悟出。方中用滑石清湿热而不致耗损阴液，生山药补肺脾之阴，炙甘草、白芍皆有养阴之功用。即悟出现代人应用液体疗法的功用，故加用白茅根、知母以滋阴增液而又能表散风热，生鸡内金以防滋阴药之腻且又养阴化瘀。热重者可加羚羊角以清热亦不伤阴，且又可与阿司匹林同用以退热。虚加山萸肉以补肝肾之阴，此即张先生白虎加人参汤之意也。

临证要点

现代小儿病感冒者多属阴虚夹热夹食滞者为多，因小儿属稚阴稚阳之体，故时时需注意治阴虚偏热时不忘顾阳，治阳虚偏寒时不忘顾阴为要点。

释疑解难

李洪波：现代人病阴虚者多，阴虚夹瘀热者多，已是不争的事实。每见老师诊治小儿感冒发热，每用滋阴清燥汤为主方，随证加减，用张锡纯先生诸温病方变通运用，每收佳效。而有时加用麻黄、杏仁，有时不用。有时用蝉蜕、连翘、金银花，有时麻杏与羚羊角、白茅根、生石膏同用，有时又加滑石，生石膏与滑石同用的道理是什么？每用桑寄生、白茅根、桑叶、桑枝、桑椹、生山药的道理是什么？每用丹参的作用是通瘀，而穿山甲有时用，有时不用的道理是什么？而且，有时佐以西药之发汗药，有时又不用，其中的道理何在？

李静：现代人习俗用西医西药，谓之西药快，中药慢，实属无可奈何之事也。中医所治感冒之人，求治于中医，服用中药者大多为年老体虚，或者是妊娠妇女，间或屡用西药屡屡感冒者，小儿病屡用西药不愈方能服用中药。因此现代人，尤其小儿，阴虚内燥致瘀偏瘀热者越来越多。临证视其舌红紫者多，舌尖有红紫斑点者尤多。舌红紫，舌尖有红紫斑点高出舌面即属瘀热，舌尖有红紫斑点不高出舌面即属瘀热致燥而阴虚。此与生活习惯、用药方面有极大的关系。现代有无数种感冒制剂，且小儿用药更为花样多多，而且多为中西合用之剂，并且用抗生素类制剂极为普遍，导致小儿气血瘀滞，瘀滞之热耗其阴液，久不能散，故一受外感，即将内之瘀热引发，而所用之抗生素并不能将其瘀热消散之。所以，瘀滞越来越重，此即小儿发热往往需注射甚至需输液与应用抗生素数日热方退，而不久又感冒，反复发作的原因。此即张先生所论内有蕴热者，复感外之温热，其热必愈甚之理也！若内有蕴热，复感风寒者，外邪引发内热，速用发表药其风寒即解，而其内之蕴热仍在。现代医学认为感冒多为病毒所致，其所蕴之热不能散，故屡次发病，导致瘀热积结愈甚，久之则体内燥结形成，于是慢性咽炎、扁桃腺炎症形成，是为风热痰与气血瘀结也。

现代人病感冒发热，西医治法首先需验血来辨病毒与细菌是其长处，细菌类者往往用抗生素治之，而病毒者往往需抗生素与抗病毒类药同用之，甚至需抗生素、抗病毒药与清热解毒类中成药制剂同用之。可惜此类药皆没有疏通气血与通瘀滞之功效，每见病孩用此类药舌红紫大多可消退，不数日又恢复。经验证明，凡用西药治之热不退者，或为抗生素耐药，或为药敏与病菌不符。此即为家长每有小儿病皆上大医院去的道理，此也为现代人用抗生素剂量越来越大，品种变换越来越多的道理。其实道理很简单，此类药皆不能疏通气血，即是说西药有活血药，而没有气分药，更没有气血瘀滞并治的药而已。其不知气行则血行，气滞则血滞，气结则血结，气郁则火生，气有余便是火。火者，可以是细菌，也可以是病毒，也可以是病原体。细菌、病毒等病原体可从外界进入体内，是为中医之外邪。内生之火，如气有余便是火之内郁致火，则非细菌、病毒等病原体之火也。此火可致燥，可致阴虚，而阴虚之火可令瘀，瘀滞久之可令结是也。

既明现代人与小儿多此阴虚致瘀夹热令燥之体，故临证时需注意顾护其阴，阴液充足则可汗之。伤于寒者，舌质多淡或淡紫，可用温药汗之，然仍需顾护其阴，此即用麻黄加知母汤再加生山药之用药依据。伤于温者，舌红紫或嫩紫，苔薄白或薄黄者，用卫气营血法，辨为邪入卫气之分，用生石膏、白茅根、蝉蜕、薄荷类，张先生诸温病方用之即可，有瘀滞者佐以丹参。我常用衡通法来衡量之，用衡通滋阴清燥汤为基本方，用生山药、桑叶、桑椹、白茅根、生地黄、玄参、麦冬、山萸肉、枸杞、北沙参、滑石、丹参、桑寄生、白芍、炙甘草类组方。热甚者，加羚羊角，舌紫有瘀必加丹参，有燥热咳嗽必加天花粉、桔梗。有外寒，体未虚甚者，加用麻、杏、甘草以寒温并用，此即张先生治伤寒温病同用方之意也！

用滋阴类药比如西医输液，使阴液充足，汗解则病邪亦易解。阴阳得以平衡，是为汗不伤阴，阴液充足得汗即可病解。阴液缺失，发汗后邪不得解，反致体内更燥，燥则瘀滞之热更难消散也。佐以西药之发汗药者，多属舌淡之伤于寒者，发汗不致伤阴。一旦辨其有阴虚偏燥，每佐以桑寄生、桑叶、桑枝、桑椹、生山药类，此即滋阴增液之增水行舟法也。

案例辨析：

徐佳豪：李静老师，我远在西安，无法亲自到深圳求医，只有通过网络向您求医。学习了您的《名医师承讲记》后非常佩服，因为我也是中医爱好者，但苦于没有临床经验，所以用药不准确，辨证也只是粗略知道，特此向您求医，我也没有数码相机，无法拍摄小儿舌头照片，给您的诊断带来不便非常的抱歉，恳请老师谅解，我尽可能把症状描述清楚。

小儿六岁素体阴虚，过去的两年夜夜盗汗，盗汗的原因是服用西药"美林"发汗后没有及时补充体液导致现在慢性鼻窦炎、扁桃体炎，每次外感必是高热、鼻血、脓鼻涕，是典型用西医抗生素的后遗症，眼角四周发青，皮肤干燥，尤其是小腿皮肤还有小疹子，形体偏瘦，脸色偏黄，饭量一般，曾服用老师的滋阴清燥汤，加三七粉和穿山甲，皮肤有所改善，目前流脓鼻涕还未止住，早上起床后还有轻微口臭，大便臭、不调，小便黄，嗓子有痰堵，吭吭不断，偶有咳嗽，舌质偏红，尤其舌尖上有小红点，学习老师的诊断学后，我诊断是热瘀，我实在不知道该如何处理了，请老师在百忙中给予指导。

余健楚： 小儿六岁素体阴虚，过去的2年夜夜盗汗，阴虚明征也。久则伤津，耗伤津液，更容易导致脾阴不足，形成脾阴虚，也是小儿先天脾常不足之故也。此小孩眼角四周发青，皮肤干燥，形体偏瘦，脸色偏黄，大便臭、不调，饭量一般即肺脾肝阴虚之故也。脾不能为胃行其津液，中焦之枢机失去平衡，胃浊之气上升，故口臭也。慢性鼻窦炎、扁桃体炎是有形之结之轻症，小便黄，嗓子有痰堵，吭吭不断，偶有咳嗽，舌质偏红，尤其舌尖上有小红点，是瘀热也，仍当用衡通滋阴清燥汤加味主之：

生黄芪10克，知母6克，桑叶24克，桑枝15克，天花粉10克，丹参15克，生山药30克，白芍15克，炙甘草10克，滑石10克，白茅根24克，桔梗15克，山萸肉15克，鸡内金6克，蝉衣6克，玄参10克，穿山甲3克（研末送服），水煎服，六剂。

李静： 徐先生能辨出此证属阴虚瘀热，余健楚论治颇有见地，上方可再加桑椹30克，鸡内金要用生者，且需加为10克，知母也需加为10克，生石膏与滑石开始量宜大，可先倍之，稍后再减量可也。

南宁李绍武医生： 请教李静老师，余健楚医师分析病机贴切，辨证正确，师老师衡通滋阴清燥汤治之恰当。李静老师点评让方子如虎添翼。但鸡内金生用，该怎么样用法，煎服？冲服？还是吞服？我对此药用法总没把握，主要担心此药生用会导致"细菌"感染，所以一直不敢生用。张锡纯大师《医学衷中参西录》书里面是主张鸡内金生用的，但好比是雾里看花。借此机会请教李静老师。

李静： 炒鸡内金等于吃鸡杂。生鸡内金可活血，可养阴，可化瘀，可通经，可消胀，可消积，可散结，可……。李某用生者数十年，从未误事，而且煎服、散服俱用之。

徐佳豪： 昨天孩子吃了一个冰淇凌，今天发烧了，我估计是扁桃体还未好全，现在该如何退烧？

李静：仍服上方，加服维 C 银翘片或同类退热药皆可，因其体属阴虚燥瘀令结，故仍需滋阴增液表散之即可，若高热可加羚羊角适量，记住滋阴增液散结即可，总以不至伤阴为要！

徐佳豪：我用白茅根 50 克，苇根 50 克煎水，加羚羊角 2 克，这样服用行吗？

余健楚：再加上桑叶 30 克，穿山甲 3 克（研末送服）。

徐佳豪：服用维 C 银翘片 1 粒、白茅根 50 克、苇根 50 克、羚羊角 2 克三小时后，体温已由 38.7 ℃降到了 36.8 ℃，昨天小儿发热后按照您的吩咐服药以后，一剂喝完热已退尽，真是神效，比西药输液还快！接下来还服用上方继续滋阴润燥散结。

孩子服用滋阴清燥汤 2 剂后，舌质转为正常，舌尖红点见平，盗汗减少，喉间偶有吭吭声，脸色由黄转白，眼睛四周青色减退，一切都有好转。就是孩子昨天发热退热后今天说胃疼，我不知道该如何处理？请老师指点。接下来还服用上方吗？滑石和石膏剂量需要减少吗？上方我下的是 20 克。

曾泽林：发热已退，也可去石膏，是为衰其大半而止，可仍用滑石，重用白芍 24 克，炙甘草 20 克，加生鸡内金 18 克。

徐佳豪：按照曾医生的建议把孩子的前方炙甘草增加到 20 克，生白芍增加到 24 克，去石膏后昨天服用了两次晚间盗汗突然出现，量还比较多，早上起来观舌质红，薄黄苔，大便干，太阳穴青色增加，脸色发白，我该如何处理呢？

李静：此证仍属阴虚内燥，服衡通滋阴清燥汤可！关键是阴虚瘀热为主，故需重用滋阴养血益气为主，去石膏，瘀与热不得清散，盗汗何能止？

桑寄生、白茅根、芦根、生山药、生地黄、生石膏各 30 克，北沙参、玄参、知母、桔梗、天花粉、浙贝、炙甘草各 10 克，生薏苡仁 30 克，再加桑叶 15 克，桑椹 30 克，羚羊角 4 克，三剂，水煎服。

徐佳豪：昨天喝完一剂后，拉的大便溏，但是臭味不严重了，颜色也由黑带黄，饭量也增加了。小儿现在能吃能喝能睡了，扁桃体肿也已消失大半了，病情大为好转，在此还是要谢谢老师的精心治疗。小儿现在就是盗汗，以前是头和背部同时盗汗，现在缓解到只是头部盗汗，请教老师，汤药还需要继续服用吗？还是直接服用散剂？

李静： 头为诸阳之会，头汗者，阳气虚也。阴损及阳，治当顾其阳气，上方加党参、黄芪益气，此与白虎加人参汤，异曲同工也。

桑寄生、白茅根、芦根、生山药、生地黄、生石膏各18克，北沙参、玄参、知母、桔梗、天花粉、浙贝、炙甘草各10克，生薏苡仁30克，再加桑叶15克，桑椹子30克，羚羊角丝3克，党参、黄芪各10克，穿山甲末、三七末各5克直接送服下，五剂，水煎服。

此方治阴虚瘀热致燥之多汗，是为衡通滋阴清燥汤加益气药之意。

徐佳豪： 现在孩子还是盗汗，尤其昨天晚上汗出如洗，其他症状都有好转，已经好很多了，这几天只是打打喷嚏，若是以前早就是脓鼻涕、鼻血、咳嗽一连串的出来了。请李老示下，下一步该如何治疗？

李静： 用张锡纯先生法，先止其汗，兼顾其瘀。

方用：生山药、山萸肉、生龙骨、生牡蛎各30克，水煎服，三七末6克、穿山甲末3克送服下。

此方服五剂。

徐佳豪： 李老，为何不用散发之药了？比如石膏类的？现在小儿更多的需要扶正，可以这样理解吗？扁桃体还有少许红肿，那是瘀滞，而非热滞，是吗？

李静： 开始是滋阴以散瘀热，现在是益气以散瘀结，攻坚，不同也。瘀热消之大半，衰其大半而止，一味发散，过之则伤正，仍服发散药多汗何能止？

徐佳豪： 据我了解，有的小孩子把鼻息肉割了，结果该生病还生病，该鼻塞还鼻塞，该头疼还头疼，该发热感冒还是老感冒，没有用的。我的孩子现在像一个正常的小孩了，以前，我总认为他太安静了，安静得像大人，不正常，现在出去也会自己跑着玩，让人看了非常高兴。孩子的盗汗已减半，现在吃饭胃口也增加了，此方极有效，请教李老该如何调方？

李静： 上方加桑椹子30克、桑寄生18克以养阴增液。再服五剂。汗止后，再服数剂后，改服穿山甲3克、三七6克、生鸡内金6克、葶苈子3克之四象散，服至舌尖红紫斑点消失与舌质紫消失即可。

第二节　咳　嗽

师承切要

师承切要者，师承张锡纯先生儿科病"咳嗽"论治之精要，以及笔者领悟与运用张先生之学说与临床的心得体会，力求切中要点。书中"黄芪膏""太阳病小青龙汤证""从龙汤"方论用治此证。从整体出发，辨证论治，找出偏差为感受外邪或脏腑功能失调，影响肺的正常宣肃功能，造成肺气上逆作咳，咯吐痰涎。临证用衡通法来衡量之，视其所偏，分证论治。师其用对证之方或对证之药一二味专攻其处，是为抓主证，又加补药为之佐使，是以邪去正气无伤损。药物编中之麻黄、杏仁、甘草、生石膏、僵蚕、全蝎、蜈蚣、龙骨、牡蛎、生山药解等，医论、医话编中皆有论及，读者宜细读之，博览群书，于无字句处读书，触类旁通，有是证用是方，有是证用是药，用于治疗现代医学之气管炎、支气管炎。

《医学衷中参西录》书中原文

黄芪膏

治肺有劳病，薄受风寒即喘嗽，冬时益甚者。

生箭芪（四钱）、生石膏（四钱，捣细）、净蜂蜜（一两）、粉甘草

（二钱，细末）、生怀山药（三钱，细末）、鲜茅根（四钱，锉碎，如无鲜者可用干者二钱代之）。

上药六味，先将黄芪、石膏、茅根，煎十余沸去渣，澄取清汁二杯，调入甘草、山药末同煎，煎时以箸搅之，勿令二末沉锅底，一沸其膏即成。再调入蜂蜜，令微似沸，分三次温服下，一日服完，如此服之，久而自愈。然此乃预防之药，喘嗽未犯时，服之月余，能祓除病根。

李静讲记

中医儿科学诸法论治是为常法，师承张锡纯先生黄芪膏及诸法乃为变通法。博览群书方明巧法，用衡通理念找偏纠之，用对证之方或对证之药组方，是为简捷扼要之法。

咳嗽首辨外感内伤。外感咳嗽多为新病，起病急，病程短，常伴肺卫表证。内伤咳嗽，多为久病，常反复发作，病程长，可伴他脏见证。次辨证候虚实。外感咳嗽一般均属邪实，以风寒、风热、风燥为主。衡通止咳汤为治外感之咳或素有内伤复受外感者之方。《医学衷中参西录》书中治肺病方之黄芪膏，为治肺有劳病，薄受风寒即喘嗽，冬时益甚者。即现代中医之膏补之方法也。书中方论为预防之药，喘嗽未犯病时，服之月余，能祛除病根也。此方即师其意改汤，治风寒、风热、风燥之咳，衡通者，通而求衡是也。现代人阴虚偏热、偏燥者多，且又以先有燥、热，复受风寒者为多。故用麻、杏、草之三拗汤治其外寒，牛蒡子、蝉蜕、白茅根疏风散热，且此数味皆能宣肺。黄芪、山药补其肺气，与牛蒡子、蝉蜕、白茅根同用且又可润燥。石膏、葶苈子清热，桔梗、炙甘草肃肺化痰。

衡通止咳汤

牛蒡子（炒捣）、川贝母、蝉蜕、全蝎、炙甘草各10克，桔梗12

克，生黄芪 15 克，生山药 18 克，白茅根 18 克，生石膏 18 克。小儿酌量，水煎服。

衡通黄芪止咳汤

黄芪、杏仁、浙贝、炙甘草各 10 克，知母、桔梗各 12 克，生山药、生石膏、白茅根各 18 克，麻黄、牛蒡子、蝉蜕各 6 克，穿山甲 6 克，小儿酌量，水煎服。

临证要点

一病有一病之主方，气管炎之外感寒温咳嗽痰喘，张先生书中治肺病方论中之"黄芪膏"改汤，用衡通止咳汤、衡通黄芪止咳汤为首选。

张先生书中之"小青龙汤"后之诸方加减变通及"从龙汤"，用之需明宣肺镇咳之要点。医者能熟读之当可运用自如。若慢性气管炎之治法，"滋培汤"治虚劳喘逆，饮食减少，或兼咳嗽，并治一切阴虚羸弱诸症，我常加入龙骨、牡蛎、山药、山萸肉、核桃等。寒湿痰饮咳嗽用治痰饮方论中之"理饮汤"。肝火肺热用清火泻肺之法，药用黄连、黄芩、葶苈子、车前子。需明治气管炎咳嗽痰喘分阴阳表里寒热虚实，治肺补脾益肾，攻实补虚之理。现代医学之急性气管炎之咳嗽痰喘，支气管扩张之咳嗽，均可用西医之诊断辨病，中医之辨病又辨证来遣方施治，急则治其标，缓则治其本。

医者读《医学衷中参西录》，须明此书之病名与现代之病名有不相联结之处，故需前后参看方明书中治方用药之深义，于临证时用方用药方能得心应手。须明先生论中之精义，从无字句处读书，触类旁通可也。先生治病用方药贵在精炼，所拟定之方皆为久经实验之方。药简而效宏也。

如此分途施治，斟酌咸宜。而于久咳诸药不效者，当考虑久病必瘀之理，选用十全育真汤，或直接用衡通定风汤以定风止痉则咳自止，或加用对证之药可也。其瘀证的诊断于舌之紫暗，舌边有紫暗色瘀斑即可看出。脉搏之涩滞亦可看出。久咳必有瘀，此即用衡通汤疏通之以求体内平衡之理。凡需疏通气血之病喉均可选用，临证视病情加减变通而已。气虚者可加黄芪、人参，热加芩、连等清热之品，寒加桂枝、附子，有风证可加蝉蜕、地龙、全蝎、蜈蚣等虫类药，随证施治可也。

释疑解难

案例辨析一：

向力： 李老师早上好！我儿子阴囊积液，服您的药十剂有好转，前几天感冒，现在咳嗽已三天，昨天吃了一天的维C银翘片，还没有明显的好转，主要是晚上咳，孩子咳时痰太多，黄黄的，睡不好，不知道是疗程不到还是怎么回事？原治疗水疝的药是等咳嗽好了之后再继续服吗？

李静： 是内有火再受凉，肺燥也。现代小孩多此体质，饭食宜清淡而有营养，彻底改变孩子的体质，需要一个过程，不然，稍有风吹草动即需大动干戈，你同学李洪波的小家伙二年来一直在服中药散剂，体质变好了许多，两年多了从未打过一次针，偶尔也会有受凉，发热39℃，服两片维C银翘片即可热退病愈，证明确实是体质增强了。因此，先需治其外感咳嗽，此孩是为内有蕴火，复感外寒，引动内火，肺气为风寒外束，咳嗽是人体排肺中之痰的表现，需用药助其逐邪外出，中医是为宣肺，佐以滋阴散火化痰之药，是为肃肺。方用衡通止咳汤加减：

麻黄5克，杏仁10克，知母10克，瓜蒌皮10克，桔梗12克，炙甘草10克，浙贝10克，白茅根18克，桑寄生18克，生石膏18克，生山药24克，丹参10克。三剂，水煎服。

复诊：

向力： 李老师早上好！上次为小儿所开药方，服三剂后咳嗽完全好了，痰音也没有了。另经观察，阴囊那个包较以前软了。现是否继续服用最先药方和蝉蜕煎泡？

李静：仍用上方内服外用，服至病愈，即可再行调其肺脾之虚。

案例辨析二：

乔姓男，六岁，咳嗽吐黄痰月余，去医院拍片检测诊为支气管炎，屡服抗生素与止咳类中成药而咳嗽吐黄痰反复未止。也曾服中药麻杏草合止嗽散方仍不效。此子与王姓男孩为亲戚，经其介绍来诊。视其舌紫，舌尖有红紫斑点高出舌面，苔白存腻垢，脉弦滞。辨证属气血瘀滞湿热痰阻肺络，屡用止咳类药效不佳者，与湿热痰结未能宣散之，所用之药皆有引邪入里之嫌，是为闭门留寇也。治当疏通气血，清热祛湿宣肺化痰以攻病，方用衡通止咳汤加减：

牛蒡子6克，土茯苓、滑石（布包煎）18克，白茅根、桑寄生、生山药、丹参、炒瓜蒌仁（打碎）各12克，知母、桔梗、天花粉、桑叶、瓜蒌皮、炙甘草、浙贝各10克，七剂，水煎服。

案例辨析三：

黎姓男孩，一岁，腹泻一月，咳嗽痰声辘辘三日来诊。家长诉腹泻月余，一直在服中西药物调治，近日又增咳嗽，流清涕，三日来服止咳类成药未效。视其舌淡，苔薄白，指纹淡红，辨为脾肺阳虚复感风寒。脾为生痰之源，其腹泻月余未止，脾阳虚可知。脾属土，肺属金，虚则补其母，故当温其脾，益其气，散其寒。小儿纯阴纯阳之体，散寒不可太过，温补不可太燥，其虚故也。方用麻黄汤散其外寒，参、术、苓与山药益气健脾，皂角刺温散其痰，药平淡味，当可服下，方用：

麻黄、桂枝各4克，杏仁、炙甘草、皂角刺、党参、白术各6克，云苓10克，生山药30克，三剂，水煎服。服后咳嗽减，腹泻也减，再予三剂，病愈。

李洪波：老师治小儿咳嗽，一般常用衡通止咳汤，有风寒加麻杏宣肺，很少用贝母止咳，往往一服即效，与许多人用小儿止咳糖浆、川贝枇杷露不同，每重视有无外感与内燥的病机，而有时用浙贝，效果也挺好。那么浙贝与川贝的区别运用的要点是什么？咳嗽病的治法要点是什么？

李静：浙贝有清热、化痰散结的功效，故可用于外感风热之咳嗽咽部肿痛。川贝润肺化痰止咳是其特点，故可用于内伤之咳。现代小儿病咽炎、扁桃体炎咳嗽者多，而中成药类多为川贝止咳类方，故治外感引发之咽炎与扁桃腺炎合并者反不如浙贝。更有习俗不论何种咳嗽，皆用冰糖炖川贝的。古人云，五脏皆可令人咳。故小儿外感咳嗽最多，病情也最复杂，更需用八纲辨之，辨明阴阳表里寒热虚实方可。而且现代小儿病此者，多为内有蕴热与痰夹瘀复感外邪而致咳嗽的，更有经常感冒反复发作的。瘀者，非止瘀血，瘀热、瘀痰致生风令燥也，需发表、清里、化痰、通瘀、补虚并用之方可，故成药类很难对证。而我常用之衡通止咳汤、黄芪止咳汤即寓此数法于一法之中。临证辨其何证偏之，主攻之即可，佐以通补之药，是为兼备法。外感风寒者，主用麻杏甘草，佐以补药，用山药。外感风热者，主用桑叶、蝉蜕、白茅根、石膏、滑石、桑寄生，仍佐以生山药类。气虚加参、芪、山萸肉，阴虚加沙参、麦冬，热甚加羚羊角、黄芩类，寒甚加桂枝附子类。舌紫有瘀加当归、丹参类。舌苔厚腻属湿痰，每加车前子，偏热则再加葶苈子。若外寒内热，则寒热并用佐以补药，有瘀则用通瘀之药，有肺闭则宣散之，是为宣肺。有痰则化之，是为肃肺，有燥则加润燥类药。若一见咳，即处以川贝，乃闭门逐寇也。见咳止咳是为庸工！

治病需抓主证，主证为咳，然需辨其为何咳。首辨其阴阳。阴虚者，舌红嫩紫，苔薄，无痰或痰少或干咳。阴虚瘀热者，舌紫红，舌尖有红紫斑点，苔薄黄或薄白干燥，痰少。若苔白腻厚，痰稠黏或黄者，是为湿热并重之瘀。阳虚者，舌淡或淡紫，苔白润滑，痰清稀，多伴有外感风寒诸证。次辨表里、寒热、虚实。舌紫即属有瘀，暗紫为瘀重。舌淡无苔或苔薄多属气虚，易感冒即属此类，而以阴虚内热生风致燥而瘀者为最多，也最为难治。因为改变其阴虚内燥瘀热之体非短期可愈，故发表宣散化痰之药需慎，发表则伤其阴，汗多则耗其液，阴液伤损正气必更虚，一遇外寒则引发内蕴之热，故为难治。现代之抗生素只能暂治其热，不能令其阴阳气血平衡，反导致气血更虚，虚则生风，风胜则燥，燥则令结，结则蕴热。故反导致气滞血瘀，是为瘀热也！

因此，小儿病，尤其现代小儿病，每需顾护其阴，于滋阴清燥增液法中，有外感者佐以宣肺之品，辨其是伤于寒，还是伤于温方可。伤于寒者舌淡，伤于温者舌红紫。有结者，咽喉、扁桃体处是也，主方用衡通汤、散。偏热者，主用蝉蜕、浙贝、羚羊角、穿山甲、地龙、炒僵蚕。偏寒者，用皂角刺、全蝎、蜈蚣。寒热不明显者之结，用穿山甲、三七于衡通汤、衡通散中可也。

第三节　肺炎喘嗽

师承切要

师承切要者，师承张锡纯先生儿科病"肺炎喘嗽"论治之精要，以及笔者领悟与运用张先生之学说与临床的心得体会，力求切中要点。书中"馏水石膏饮"、医论中之"太阳温病麻杏甘石汤证"与治伤寒方、治温病方、治伤寒温病同用诸方可用治此证。从整体出发，辨证论治，找出偏差为外因和内因两大类。临证用衡通法来衡量之，视其所偏，分证论治。师其用对证之方或对证之药一二味专攻其处，是为抓主证，又加补药为之佐使，是以邪去正气无伤损。药物编中之麻黄、杏仁、甘草、生石膏、白茅根、羚羊角、僵蚕、全蝎、蜈蚣、龙骨、牡蛎、生山药解等，医论、医话编中皆有论及，读者宜细读之，博览群书，于无字句处读书，触类旁通，有是证用是方，有是证用是药，用于治疗现代医学之支气管肺炎、间质性肺炎、大叶性肺炎等。

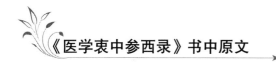
太阳温病麻杏甘石汤证

至于温病，在上古时，原与中风、伤寒统名之为伤寒，是以秦越人《难经》有伤寒有五之说。至仲景著《伤寒论》，知温病初得之治法，原与中风、伤寒皆不同，故于太阳篇首即明分为三项，而于温病复详细论之，此仲景之医学，较上古有进步之处也。

李静讲记

中医儿科学分型论治甚为详备，是为常法。师承张锡纯先生之论，衷中参西，寒温并治是为变法。博览群书方明巧法。而用衡通理念衡量之，找出偏差，疏通气血，协调阴阳，用衡通诸汤纠正偏差，是为简捷扼要之兼备法。

营者血也，卫者气也。营虚卫弱，气血俱虚也。故气血两虚是为病因。气血不虚者，愈之易。气血虚者，易变，故愈之难。外感风邪是诱因，如外感风热，体内若蕴热者，则可引动内热。外感风寒，也可引发内热。肺炎者，外邪入里，化热之意也。风邪闭肺，痰阻肺络，故需解表清里之法并用。

肺炎现代医学辨为细菌、病毒，实则用药相差无几。细菌性用抗生素，往往也需佐以抗病毒类药，病毒性用抗病毒药，往往也需用抗生素，此即西医之短，即不能宣散肺气之闭。中医之长处，则为可宣肺清里并治之，且可寓补虚化痰通瘀于一法之中。而且中医在疏通气血、理气化痰、宣散肺闭、益气温阳方面确有其独特的功效，与西医之清热消炎不同。

因此，采用以中为主，衷中参西的治法，用西医法辨病，中医法辨证论治。用西医检测，西药治标，中药治本，中西结合乃是最佳之法。

临证，西医诊为肺炎之喘嗽，重症采用中西医结合之法，较之单用中医、单用西医法，要稳便许多。西医法之消炎、抗感染、抗病毒、给氧、补液诸法可治标，而中医则在宣肺清里化痰通络，息风止痉，回阳救逆，强心固脱方面皆具有很好的功效。所以，张锡纯先生之论极为可贵。

宣肺之风寒，张先生用麻黄加知母汤，小青龙加石膏汤、从龙汤等极效。清里之白虎加人参汤、山药代粳米汤等方，以及解表清里之滋阴清燥汤用得最多且最效。先生的治伤寒方、治温病方、治伤寒温病同用方，用之对证均有佳效。而先生之一味山药饮，治虚极之喘嗽，一味回生山茱萸汤回阳救逆、固脱更为可贵！而且先生之论用药以胜病为准，不可拘于用量，更要领悟之。触类旁通，先生论用对证之药一二味以攻病，佐以补药之论，若能领悟发挥，则诸病可治也！

滋阴清燥汤，《医学衷中参西录》书中方：滑石、生山药、白芍、甘草。张锡纯先生书中论此方可治上热下燥之发热腹泻，我在临床上屡用屡效。热重者，滑石重用之；泻重者，山药重用之；气虚者，人参可加；阳虚者，桂附可用。

何为于无字句处读书？触类旁通？张先生论滋阴清燥汤治上热下燥之发热腹泻，即可治阴虚燥结之中风，肝风内动，治阴虚内燥之咳嗽，治阴虚内燥之失眠，治阴虚内燥之胃炎、鼻炎、咽炎、泌尿道炎症……不一而足。有瘀者，加丹参；热重者，加羚羊角、白茅根；气虚者，加人参；肝虚生风之阴虚内燥，加山萸肉、桑寄生、枸杞；疼痛者重用芍药、炙甘草。

我常用此方治诸阴虚燥结之证效，故名为衡通滋阴清燥汤。有是证用是法，有是证用是方、用是药，此之谓也。

衡通滋阴清燥汤

滑石（布包煎）、生山药、白茅根各 30 克，生白芍 18 克，生鸡内金、炙甘草各 12 克，羚羊角丝 6 克。水煎服。

临证要点

此证要点是需结合西医辨病，再用中医辨证。不可只用辨病，拘于炎症一词，而只用清热消炎类药，而仍需用中医之阴阳表里寒热虚实八纲来辨证。有是病用是法，有是证用是方、用是药。临证往往多见的是病家先服用西药类止咳药、抗生素，各种止咳类中成药，或径服川贝者，屡治不效方求治于中医。见咳止咳是头痛治头的方法，服西药镇咳药是闭门逐寇。宣肺肃肺掌握好时机方可。要明白五脏皆能令人咳的道理，中医治病之八法寓于一法，实则汗、吐、下、和、清、温、消、补皆为令其衡，通之则衡是也！

释疑解难

案例辨析一：

朱丽安： 三岁半小女，西医诊断为支气管肺炎求诊，前段时间感冒发烧，用"瑞芝清"和"阿奇霉素"治好后，一段时间手脚不温，食欲不佳。近两周，又有感冒症状，表现为低烧，但都不超过38℃，且自汗，能及时退烧，精神佳，就一直没有用药。后又有咳嗽，高热39℃以上，持续时间长，必须用瑞芝清才能退烧，过 3～5 个小时，又发烧，呼吸音粗，呼吸每分钟 30 多次，脉搏每分钟 130 次左右，能明显听到呼吸后像水泡一样的声音。

因持续高热，送医院检查，医生诊断为支气管肺炎，静脉滴注阿奇霉素，口服肺力咳冲剂、小儿麻甘颗粒。目前高烧基本控制，但每天仍需服瑞芝清退烧一次，服后大汗淋漓，头发全部湿透，高烧未止同时咳嗽加重，特别是早晨持续咳嗽，满脸涨红，直至咳出东西止。多咳出比较黏稠的液体，并哭诉肚子痛，不让触碰。

李静：病孩屡用西药尤其是抗生素，导致体内气血瘀滞。证属风湿热燥致瘀而肺脾俱虚。湿者，痰饮也；热者，瘀滞上焦也。只用消炎类抗生素者，导致气血痰热凝结是也。为何？血得温则行，得凉则凝是也。体内气机不畅，复感外风、外之温邪，每可引动内蕴之湿热痰燥，是为外邪引动内蕴之邪。外邪入内，春季多属风燥，是为风温、春温。中医需表散之，故每辨为伤于卫分、气分，故需用凉药疏散之，体虚者并用凉润药来益其肺脾之阴。而只用抗生素、抗病毒类西药者，是为关起门来抓贼，贼反不得出，故只能盘踞在体内安营扎寨也。家长只图省事，认为西药快，中药慢者当醒。试问，此例西药快吗？此从你所述：每天仍需服瑞芝清退烧一次，服后大汗淋漓，头发全部湿透，高烧未止同时咳嗽加重，特别是早晨持续咳嗽，满脸涨红，直至咳出东西为止，多咳出比较黏稠的液体，并哭诉肚子痛，不让触碰。此即贼邪盘踞体内之体现。虽也有发汗之药可表散之，然为何出大汗后病仍不解？内蕴之积结未能散之是也。治法当用衡通法来衡量之，视其舌淡红紫，苔白腻，找出其偏差为风湿热燥致瘀令结，治用衡通滋阴清燥汤加味：

白茅根、生山药各30克，滑石、桑寄生、桑椹、生薏苡仁各18克，桑叶、瓜蒌皮、丝瓜络、知母、白芍、丹参、桑枝各10克，羚羊角丝3克，炙甘草6克。三剂，大剂煎汤，频服。

二诊：

朱丽安：李老师，您好！已服药三剂，有极大好转。一是咳嗽由早晨咳嗽厉害，到目前咳嗽很少，偶有咳嗽也比较短暂。二是发热现象已无。三是最关键的精神比较好，眼睛有神，愿意玩了。目前：肺部听诊有干啰音，服药后自述肚子痛，手脚不是太暖和。请李老师示下。

李静：小儿稚阴稚阳之体，屡用抗生素必伤其阳，而瘀热往往祛之复来。为何？血得凉则凝故也。所以，虽为阴阳俱虚，仍需滋其阴，益其阳气。益阳者，阳气虚，非虚寒，更非实寒也！方用衡通益气养阴汤：

滑石（布包煎）、生白芍、炙甘草、党参、白术、白茅根、桑寄生各12克，生山药、茯苓、薏苡仁各30克，三剂，水煎服。

三诊：

朱丽安： 小女按照先生所开方剂，后又多服了几剂，现已完全康复，特发此帖，向先生叩首致谢！

另外身体内环境的改变非一日之功，如感冒发烧、身体不适、舌苔如前，可用先生所开一方；如日常调理、病后初愈可用二方，不知当否？

徐佳豪： 此证与我儿子去年症状极似，我儿子在未服用李老的汤剂前，症状跟先生小孩差不多，现在服用李老的汤剂后，治疗发热这一症状是一剂见效。先生好好努力学习李老的理论基本可以做到应急处理。

李静： 诸证已退，肺脾阴虚需滋养调理巩固之，且需改变其阴虚肺脾俱虚之体质方可。先生所论病发用初诊方，日常调理、病后初愈可用二方，只是大方向，具体情况还需具体对待。只用成方者，胶柱鼓瑟耳。有是病用是法，有是证用是方、用是药，才是中医之精髓。

案例辨析二：

王姓男，四岁，发热、咳喘三日。此子一岁时曾发高热咳嗽，其服衡通滋阴清燥汤加味，重用羚羊角，晚上服一剂后则咳止，至天明热退尽。现因发热喘嗽诊为病毒性肺炎，用西药高热退而复热，现出现低热，仍有咳喘且有黄痰，全身出现风疹而来求诊。视其舌紫，苔薄白，舌尖红紫，脉弦紧带数。辨证属风湿热燥致瘀，处以衡通止咳汤加减：麻黄5克，知母10克，桔梗12克，生石膏18克，天花粉10克，炙甘草10克，黄芪10克，生山药30克，炮山甲5克，瓜蒌皮10克，丹参12克，白茅根18克。三剂，水煎服。

二诊： 热退咳喘止，仍有黄痰但少了许多，改用衡通滋阴清燥汤加减治之。

生山药24克，白茅根15克，桑寄生、生地黄、麦冬、丹参、生石膏、桔梗各12克，竹叶、连翘、桑叶、黄芪、北沙参、炙甘草各10克，三剂，水煎服。

三诊： 诸症皆消失，给以滋养肺脾之方，山药、薏苡仁、桔梗、生地黄、麦冬、黄芪、桑椹子、丹参、白茅根、北沙参为方，令其服十剂再来复诊，以改变肺脾阴虚之体，嘱其需多服之。

李洪波： 小儿肺炎喘嗽之证，西医每需辨细菌、病毒类，而用药则仍需抗生素、抗病毒药同用，而中医则往往辨证论治，药随病机，灵活运用方药，以取佳效。老师论现代小儿多阴虚瘀热者多，此二例患儿的辨证思路与论治要点是什么？为何例一病较重愈之也速，例二乃我朋友之子，曾先用西药，三诊后老师辨其仍有瘀热，并嘱其多服衡通滋阴清燥汤加减？

李静： 例一病虽重，视其舌质淡紫，虽也属阴虚多，然阳气也虚，瘀热非重甚，故纠其偏，滋其阴，顾其阳，愈之也速。例二为从一岁时即经常予其诊治之小儿，素知其乃阴虚瘀热之体，复感风湿热之外邪，引发内之蕴热，故需清其瘀热，散其风湿热燥，所以愈之也缓。肺炎喘嗽止，而其内之瘀热仍在，故数次告知其家长，瘀热不除，一感外邪必然发作，故肺炎喘嗽止，只是标症消，本之瘀热仍需治之是也。

小儿往往不能表述病情，全仗家长描述与医者诊察，故验舌极为重要。凡舌尖有红紫斑点高出舌面者，即属阴虚瘀热。舌尖红紫隐于舌面者，则属阴虚内燥瘀热。阴虚瘀热者体未虚甚，阴虚内燥瘀热者体已虚，故治法虽同，其效则有速缓之别。体未虚者，清散其瘀热，佐以滋阴通瘀即可。体已阴虚甚者，需用增液清热养阴通瘀方可，所以愈之也缓。舌淡紫，则属阴阳俱虚，复感外邪，瘀热不甚，故愈之也速。因此，阴虚内燥瘀热者治之较难是也。

第四节　哮　喘

师承切要者，师承张锡纯先生儿科病"哮喘"论治之精要，以及笔者领悟与运用张先生之学说与临床的心得体会，力求切中要点。书中"总论喘证治法""太阳病小青龙汤证""从龙汤""宁嗽定喘饮"方论可用治此证。从整体出发，辨证论治，找出偏差为以发作性喉间哮鸣气促、呼气延长为特征，严重者不能平卧。哮指声响，喘指气息，临床上哮常兼喘。临证用衡通法来衡量之，视其所偏，分证论治。师其用对证之方或对证之药一二味专攻其处，是为抓主证，又加补药为之佐使，是以邪去正气无伤损。药物编中之麻黄、桂枝、杏仁、甘草、生石膏、白茅根、羚羊角、僵蚕、全蝎、蜈蚣、龙骨、牡蛎、生山药解等，医论、医话编中皆有论及，读者宜细读之，博览群书，于无字句处读书，触类旁通，有是证用是方，有是证用是药，用于治疗现代医学之喘息性支气管炎、支气管哮喘。

《医学衷中参西录》书中原文

从龙汤

治外感痰喘，服小青龙汤，病未痊愈，或愈而复发者，继服此汤。

龙骨（一两，不用捣）、牡蛎（一两，不用捣）、生杭芍（五钱）、清半夏（四钱）苏子（四钱，炒捣）、牛蒡子（三钱，炒捣），热者，酌加生石膏数钱或至一两。

　　从来愚治外感痰喘，遵《伤寒论》小青龙汤加减法，去麻黄加杏仁，热者更加生石膏，莫不随手而愈。然间有愈而复发，再服原方不效者，自拟得此汤后，凡遇此等证，服小青龙汤一两剂即愈者，继服从龙汤一剂，必不再发。未痊愈者，服从龙汤一剂或两剂，必然痊愈。名曰从龙汤者，为其最宜用于小青龙汤后也。

🐼 李静讲记

　　中医儿科学分型论治是为常法，师承张锡纯先生从龙汤法外感内因论治是为变法，博览群书方明巧法，用衡通理念衡量之，找出偏差，纠而正之，衡则需通，通之则衡是为简捷扼要之法。

　　诸型哮喘皆有之，然临证每见诸多寒热虚实夹杂者。此与现代人应用大量抗生素与西药止喘类药以及生活环境不无关系。故诸型哮喘皆有不同程度的气血瘀滞是为要点。

　　用衡通汤为主方，视其所偏，有是病用是法，有是证用是方药，用对证之方或对证之药一二味以攻病，佐以补药，是为立于不败之地之兼备法也。气血瘀滞者，气血通行不畅也。外感风寒令气血瘀滞可导致气管痉挛，乃中医之风也。风者，过敏也。西医理论不能辨出风，故名之曰过敏。外感风寒、风热、风湿、风燥，皆可夹痰与气血令气管痉挛而致哮喘发作。故当急则治其标，缓则治其本。标者，发病之诱因是也。或因风寒，或因风热，或因风燥，或因风湿，故瘀滞是为其病机，而哮喘是为其病理表现而已。既知其气血瘀滞是主要病机，故可用疏通气血之衡通汤为主方。风寒者，合以麻杏草，或小青龙汤、从龙汤。风热者，合用桑菊饮、银翘散，或麻杏石甘汤类方药。风湿者，合用麻杏薏甘汤。风燥者，用衡通滋阴清燥汤。气血瘀滞明显者，用衡通汤，气血瘀滞轻者，用衡通散。此意是将衡通汤、衡通散作为通瘀之用，故对瘀滞不明显者，用之其效也速，或视其瘀滞偏寒者，一味当归可用之。视其瘀滞偏热者，一味丹参可代之，此因小儿病体易变，且又服药困难，故可变通用之，即不忘通其瘀滞，其偏易散之理也。

内伤哮喘则更多为有瘀滞与虚，然当需辨其虚与瘀之多寡，有因瘀致虚者，有因虚致瘀者。因瘀致虚者，通其瘀，佐以益气之补药。因虚致瘀者，补益之，通瘀之药轻用之。总以找偏求衡，用药与病机息息相符为要。

如此论之，通瘀行气化痰定风当为首要。用对证之方以攻病，佐以补药，阴虚者滋其阴，气虚者益其气，寒则温之，热则清之，湿则祛之，痰则化之，气逆则平之。方用衡通定风汤加减治之。衡通定风汤：

当归、川芎、桃仁、红花、赤芍、柴胡、川牛膝、枳壳、桔梗、炙甘草、生地黄、炮穿山甲、三七粉（药汁送服下）各10克，炒僵蚕、全蝎各10克，大蜈蚣三条。证偏热者加蝉蜕、地龙各10克。小儿酌量，水煎服。

临证要点

哮喘首辨外感内伤，次辨寒热虚实。尤其对于久病反复发作的病儿，更需辨其是否有瘀与痰，是否屡用久用西药止喘类药与激素类药。初病验舌态，久病验舌质。即需辨其舌紫与否，凡舌紫即属瘀，红紫属瘀热，暗紫属瘀寒，淡紫属气虚致瘀，红嫩紫属阴虚风燥致瘀。舌苔薄黄或白腻属热痰，苔白厚腻属湿痰，苔白润滑属寒湿之痰，苔薄白润属阳气虚，苔光或薄苔属阴虚内燥津亏。

临证需辨其因瘀致虚还是因虚致瘀，瘀与虚，风与痰，风与寒，风与热，风与燥，风与湿，还是风寒湿热燥致瘀兼而有之，找出偏差，纠偏令衡是为要点。

案例辨析：

黎姓男，一岁二个月，来诊时其母诉腹泻与咳喘月余，一直在服中西药物，近日又增鼻流清涕，咳嗽，闻之痰声漉漉。视其舌淡，苔薄白，指纹亦淡，辨为肺脾阳虚，复感风寒，处以麻黄汤加味：

麻黄4.5克，桂枝3克，杏仁6克，炙甘草6克，生山药18克，党参6克，白术3克，云苓10克，皂角刺6克，三剂，水煎服。

二诊：服药三剂，腹泻止，痰声漉漉已消失，仍有微咳，舌淡转为淡红，改服下方：

生山药24克，滑石（布包煎）、北沙参、桑寄生、丹参、白芍、炙甘草各10克，白茅根12克，党参6克，三剂。

三诊：家长诉说，服药第一剂，孩子即开始想吃饭了，服完六剂，精神状态大好，能吃能玩，只是偶尔有一点痰咳，大便开头干，后溏，但一天一次了，仍用上方，加党参为6克，又加白术3克，云苓10克，嘱服三剂善后。

此证初诊舌淡即辨为肺脾阳虚感寒，处以麻黄汤加温补之药，服药三剂，则泻止痰声漉漉消失，再视其舌则转为淡红，故即改用衡通滋阴清燥汤之意加益气之药，此即证明小儿稚阴稚阳之体，极易变化之理，也证明了辨证施治的重要性，更验证了找偏纠偏之理念。

释疑解难

余健楚： 中医历代医家均有不同的见解与不同的方药，主要以外感内伤，寒热虚实来辨证论治。老师之论哮喘皆有瘀滞是为特识。而主用衡通法疏通气血之瘀滞兼治其偏差是为攻病，再佐以补药，是为立于不败之地之兼备法，实乃从张锡纯先生论中悟出用对证之药一二味以攻病，佐以补药，从多年临证经验辨出现代人气血瘀滞者越来越多之征象，实乃张锡纯先生之功臣也。然则老师之论点与思路是从何悟出来的呢？

李静： 俗话说，外治不治癣，内治不治喘，治喘便丢脸，然喘病又不能不面对。故我在喘病上下的功夫最大，也感到确实最难治者即是此病。屡见反复发作之病患，张口抬肩，痛苦万状，甚则屡用西药止喘剂、激素类药维持，久之副作用出现，成为什么也不能做的废人，岂不惜哉！故博览群书，广采众说。闻知有用虫类药治之者，有用巴豆治之者，有用砒霜治之者，有用老母猪尿治之者，用成方、验方、单方、便方治之者更多，更有用刺血疗法治之者，而且立效，用虫类药治之效也颇速，用单验便方治之者也效。故从中悟出，用虫类药效者，虫类药有活血通络止痉定风之功；刺血疗法效者，是通其气血之疏导法；用猪尿治之有效者，则猪尿咸而入肾，且可化瘀化痰；巴豆有效者，乃泻痰通气，气行则血行，气顺则痰消也。从此来论之，则诸寒热虚实与气血痰结即瘀也。

病始得之者，治之也易，然对于小儿来说，用中药治之需有胆识方可。早年三十岁时曾治一二三岁小儿，患过敏性哮喘，予其注射异丙嗪一支 25mg，致使小儿沉睡一天一夜方醒，然醒后哮喘观察年余再未发作。后我的女儿出生后即病喘，思前贤恽铁樵曾用小量麻黄汤治其子之麻黄汤证，尚且再三踌躇，又知小儿用中药剂量不好掌握，量大则过，量小则效不显，辨其属风寒外感，故用麻杏草之三拗汤，各用 3 克，煎汤两小酒杯，服下即喘止病愈，至今记忆犹新。

第五章　脾胃病证

第一节　鹅口疮

师承切要

师承切要者，师承张锡纯先生儿科病"鹅口疮"论治之精要，以及笔者领悟与运用张先生之学说与临床的心得体会，力求切中要点。书中"大黄解""黄连解"可用治此证。从整体出发，辨证论治，找出偏差为心脾积热，或因疾病用药不当，正气受损，体内阴阳平衡失调，阴液暗耗，虚火内生，上熏口舌而成。纠正偏差，临证可根据其不同证型，分证论治。临证用衡通法组方，视其所偏，师其用对证之方或对证之药一二味专攻其处，是为抓主证，又加补药为之佐使，是以邪去正气无伤损。药物编中之地黄、三七、穿山甲、生山药、鸡内金解等，医论、医话编中皆有论及，读者宜细读之，博览群书，于无字句处读书，触类旁通，有是证用是方，有是证用是药，用于治疗现代医学之白色念珠菌感染之营养不良，长期或反复使用广谱抗生素的婴幼儿。

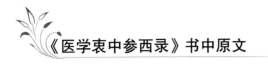

大黄解

大黄：味苦，气香，性凉。能入血分，破一切瘀血。为其气香故兼入气分，少用之亦能调气，治气郁作疼。其力沉而不浮，以攻决为用，下一切癥瘕积聚。能开心下热痰以愈疯狂，降肠胃热实以通燥结，其香窜透窍之力又兼利小便（大黄之色服后入小便，其利小便可知）。性虽趋下而又善清在上之热，故目疼齿疼，用之皆为要药。又善解疮疡热毒，以治疔毒尤为特效之药（疔毒甚剧，他药不效者，当重用大黄以通其大便自愈）。其性能降胃热，并能引胃气下行，故善止吐衄，仲景治吐血、衄血有泻心汤，大黄与黄连、黄芩并用。《神农本草经》谓其能"推陈致新"，因有黄良之名。仲景治血痹虚劳，有大黄䗪虫丸，有百劳丸，方中皆用大黄，是真能深悟"推陈致新"之旨者也。

李静讲记

鹅口疮是由心脾积热所致。心脾积热属实证，通瘀泻实即可，张锡纯先生之论治可师法，变通应用生石膏、天花粉、炒瓜蒌仁可代黄连、大黄，服之较易，荡其实热则同，主用衡通陷胸汤、衡通荡胸汤即是此意。虚火上浮属虚证，张先生之滋阴清燥汤变通用之，我主用衡通滋阴清燥汤加减化裁之，并配合外用吴茱萸研末，醋调膏贴脚心以引火下行。

释疑解难

余健楚：此证虚实不难辨别，而西医则认为是真菌感染。中医治法实者清泄心脾积热，虚者滋肾养阴降火。西医则分为局部用药与全身用药。其认为鹅口疮比较容易治疗，轻者可用制霉菌素研成末与鱼肝油滴剂调匀，涂搽在创面上，每4小时用药一次，疗效显著。全身用药即症状严重的孩子也可口服一些抗真菌的药物，如制霉菌素或克霉唑等，进行综合治疗。而有的病例往往会有复发，老师的看法是什么？

李静：西医的理论是杜绝感染源，轻者局部治疗，重者全身用药。若从中医之角度来辨析，则实者愈之也易，虚者愈之也难。因为症重者，西医也需全身用药，而实者固然可，虚者则不可。中医治之亦然，实者疏之导之，其邪自易祛之。虚者需养之通之清之散之，关键在于量的运用。民间每于小孩出生后，即给予小量大黄煎汤少量服之，有的地方则用黄连少量服之，意在通其瘀滞之热，名曰投食，意即清肠道之瘀也。明白此中道理，即当明白虚证与实证之辨证治法，此即触类旁通之意也。

第二节　口　疮

师承切要

师承切要者，师承张锡纯先生儿科病"口疮"论治之精要，以及笔者领悟与运用张先生之学说与临床的心得体会，力求切中要点。书中"黄连解"可用治此证。从整体出发，辨证论治，找出偏差为心脾积热，或因疾病用药不当，正气受损，体内阴阳平衡失调，阴液暗耗，虚火内生，上熏口舌而成。纠正偏差，临证可根据其不同证型，分证论治。临证用衡通法组方，视其所偏，师其用对证之方或对证之药一二味专攻其处，是为抓主证，又加补药为之佐使，是以邪去正气无伤损。药物编中之地黄、三七、穿山甲、生山药、鸡内金解等，医论、医话编中皆有论及，读者宜细读之，博览群书，于无字句处读书，触类旁通，有是证用是方，有是证用是药，用于治疗现代医学之口炎。

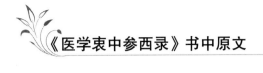

黄连解

黄连：味大苦，性寒而燥。苦为火之味，燥为火之性，故善入心以清热，心中之热清，则上焦之热皆清，故善治脑膜生炎、脑部充血、时作眩晕、目疾肿疼、肉遮睛（目生云翳者忌用），及半身以上赤游丹毒。其色纯黄，能入脾胃以除实热，使之进食（西人以黄连为健胃药，盖胃有热则恶心懒食，西人身体强壮且多肉食，胃有积热故宜黄连清之），更由胃及肠，治肠澼下利脓血。为其性凉而燥，故治湿热郁于心下作痞满（仲景小陷胸汤，诸泻心汤皆用之），女子阴中因湿热生炎溃烂。

李静讲记

中医儿科学诸法论治颇为详备，师承张锡纯先生之意，用对证之药一二味以攻病，佐以补药之法。风热乘脾证，方用滑石、蝉蜕、土茯苓、生地黄、丹参、白芍、甘草、白茅根、桑寄生滋阴清燥消风，热甚加羚羊角，主用滋阴清燥消风汤：

滑石、白茅根、桑寄生、土茯苓、生地黄、丹参、白芍各24克，蝉蜕、甘草各10克，热甚加羚羊角丝6克，小儿减量，水煎服。

心火上炎证，加黄连。虚火上炎证，去土茯苓、蝉蜕，少用黄连，减滑石。

释疑解难

曾泽林： 风热乘脾证，舌红，苔薄黄，脉浮数。心火上炎证，舌尖红，苔薄黄，脉数。虚火上炎证，舌红，苔少或花剥，脉细数。此为常法，辨证施治往往恰到好处，然仍有复发者，是病因未除还是瘀滞未通？

李静：此证风热乘脾证，多为病初者，辨证治之，愈之不难。心火上炎证，只要小儿能服得下黄连，愈之也易。复发者，往往为虚火上炎证久病致瘀者。瘀者何？热也，燥也。滋其阴，清其热，故能愈之。复发者，多为因阴虚瘀热致燥而结，无形之结，看不见的战线也。故当滋阴清热通瘀，其燥方得润，气血通畅，改变阴虚瘀热之体方可，故需论持久战是也。

第三节　泄　泻

师承切要

师承切要者，师承张锡纯先生儿科病"泄泻"论治之精要，以及笔者领悟与运用张先生之学说与临床的心得体会，力求切中要点。书中"加味天水散""滋阴清燥汤""小儿暑天水泻及由泻变痢由痢转痢之治法"可用治此证。从整体出发，辨证论治，找出偏差为大便次数增多，粪质稀薄或如水样为特征。纠正偏差，临证可根据其不同证型，分证论治。临证用衡通法组方，视其所偏，师其用对证之方或对证之药一二味专攻其处，是为抓主证，又加补药为之佐使，是以邪去正气无伤损。药物编中之生山药、滑石、白芍、甘草、车前子、白头翁、生石膏、竹茹、鸡内金解等，医论、医话编中皆有论及，读者宜细读之，博览群书，于无字句处读书，触类旁通，有是证用是方，有是证用是药，用于治疗现代医学之腹泻。

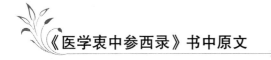

滋阴清燥汤

治同前证。外表已解，其人或不滑泻，或兼喘息，或兼咳嗽，频吐痰涎，确有外感实热，而脉象甚虚数者。若前证，服滋阴宣解汤后，犹有余热者，亦可继服此汤。其方即滋阴宣解汤，去连翘、蝉蜕。

李静讲记

中医儿科学诸法论治是为常法。现代人病肺热肠燥者较多，肺与大肠相表里，故肺有热则肠燥。一病有一病之主方，"湿"是泄泻主要原因，尤以久泻为甚，则泄泻之主方为加味天水散。生山药为君，滑石为臣，甘草为佐使，加白芍则为滋阴清燥汤。师承张锡纯先生之滋阴清燥汤，有表证者，偏湿热重用滑石，再加白茅根。如是寒湿，辨证视其舌淡苔白润滑者，则加桂枝、附子，减滑石量或去之。舌红紫舌尖有红紫斑点高出舌面为瘀热，则黄连可加入，重用滑石。气滞明显表现为腹胀者，可重用白芍，再加当归、枳实等行气药。辨其是实热还是脾虚，实热者重用滑石，或葛根黄芩黄连汤。

泄泻不利小便，非其治也，是指泄泻来势急暴，水湿聚于肠道，洞泻而下，于泄时唯有分流水湿，从前阴分利，即利小便而实大便，故适用于暴泻。久泻不可利小便，久泻多为脾虚失运或脏腑生克所致，虽有水湿，乃暂积而成，非倾刻之病变，故迁延难愈。此等湿轻者宜芳香化之，重者宜苦温燥之，若利小便则伤正气。

不轻易用补、涩法，暴泻不可骤涩尽人皆知，恐闭门留寇也。而久泻虽缠绵时日，但只要湿邪未尽，或夹寒、热、痰、瘀、郁、食等病变，万万不可以为久泻必虚，或急于求成，忙于补涩。

衡通滋阴清燥汤

滑石（布包煎）、生山药、白茅根各 30 克，生白芍 18 克，生鸡内金、丹参、炙甘草各 12 克，羚羊角丝 6 克，虚甚者山萸肉可加 30 克，水煎服。热重者滑石、白茅根重其量。腹泻甚者重加生山药为 60 克或者 120 克。疼痛重者加重白芍为 30 克或 60 克或更多。

案例辨析：

张姓女，十个月，人工喂养，故一直便溏，近数月来每日腹泻二三次，味臭，黄色或深绿色。夜间睡眠不安，纳呆，曾经医多次效不佳，经王姓小儿家长介绍来诊。视其舌淡紫，苔薄白，舌尖有稀疏红斑，指纹淡紫。辨证为脾阴虚，先天不足，拟用衡通滋阴清燥汤加减，方用：

生山药 50 克，生鸡内金、桑寄生、滑石、山萸肉、北沙参、云茯苓、白芍各 10 克，炙甘草 6 克，生薏苡仁 18 克，羚羊角丝 1 克，嘱服三剂。

三日后来诊，家长诉诸症皆消，腹泻止，并述小儿精神大好，已能玩耍，夜间睡眠亦安，上方仍服三剂，病愈。

释疑解难

曾泽林：现代由于西医药的运用，一般家长都会选择给泄泻小儿应用西医药，大多只在屡用效不佳时方会选择中医中药。老师常用张锡纯先生的滋阴清燥汤加味组成衡通滋阴清燥汤，随证加减，变化无穷，用于各种类型的泄泻，味淡易服，药简效宏。泄泻证的辨证论治与衡通滋阴清燥法的应用要点是什么？简易的效方有哪些？

李静：现代人阴虚瘀热者多，小儿尤其如此。故每用衡通滋阴清燥汤为主方，随证施治，往往一剂见功，每收佳效。泄泻首需辨其在表在里，寒热虚实。张先生的滋阴清燥汤本即表里并治之法，乃治肺热肠燥，上热下燥之良方，肺与大肠相表里故也。舌淡苔薄属阳气虚，主用人参，舌红舌尖有红紫斑点者偏热，用白茅根、桑寄生、羚羊角，不用芩连者，苦寒药小儿难服也。苔腻者湿重，滑石、土茯苓重用之。舌淡苔白润滑者寒湿，附片、桂枝、生姜必用之。脾虚者，生山药、生薏苡仁重用之。肝郁气滞者，白芍、山萸肉重用之，酸入肝故也。何为肝虚，左关脉弦硬，舌中有裂纹，舌边有凹陷，腹胀腹痛，木克土，肝乘脾是也。简易效方即六一散治急性湿热泻，生山药粥，再加鸡子黄为山药鸡子黄粥治脾虚久泻。寒极之泻，生硫黄嚼服之。点按足三里双穴，或艾条灸，热用泻法，寒用补法，夹食之泻推拿有效。或用木鳖子去壳研泥贴脐治热泻，暖脐膏贴脐治寒泻。

第四节 厌 食

○ 师承切要

　　师承切要者，师承张锡纯先生儿科病"厌食"论治之精要，以及笔者领悟与运用张先生之学说与临床的心得体会，力求切中要点。书中"珠玉二宝粥""一味薯蓣饮""赭石论"可用治此证。从整体出发，辨证论治，找出偏差为脾胃受损、先天不足后天失养、暑湿熏蒸脾阳失展、情志不畅思虑伤脾等。纠正偏差，临证可根据其不同证型，分证论治。临证用衡通法组方，视其所偏，师其用对证之方或对证之药一二味专攻其处，是为抓主证，又加补药为之佐使，是以邪去正气无伤损。药物编中之党参、茯苓、生山药、滑石、白茅根、白术、鸡内金、麦芽、山楂解等，医论、医话编中皆有论及，读者宜细读之，博览群书，于无字句处读书，触类旁通，有是证用是方，有是证用是药，用于治疗现代医学之厌恶摄食为主证的一种小儿脾胃病症。

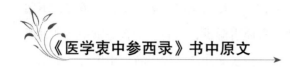

《医学衷中参西录》书中原文

一味薯蓣饮

治劳瘵发热，或喘或嗽，或自汗，或心中怔忡，或因小便不利，致大便滑泻，及一切阴分亏之证，生怀山药（四两，切片）煮汁两大碗，以之当茶，徐徐温饮之。山药之性，能滋阴又能利湿，能滑润又能收涩。是以能补肺补肾兼补脾胃。且其含蛋白质最多，在滋补药中诚为无上之品，特性甚和平，宜多服常服耳。

李静讲记

中医儿科学分型论治是为常，师承张锡纯先生滋阴清燥汤论是为变。用衡通法来衡量之，找出偏差，辨出现代小儿病多阴虚瘀热，用衡通滋阴清燥汤法变通治之是为兼备法。现代小儿因饮食结构的不同，煎炒油炸食之偏多，人工喂养的多为奶粉，且病多用西药、中成药制剂者，故导致气血瘀滞阴虚者越来越多是为事实。临证每视小儿之舌质，以舌质紫、舌尖有红紫斑点高出舌面者为多，舌尖红紫斑点隐于舌下者，舌红紫苔薄光者，或呈地图舌者亦复不少，故张锡纯先生之滋阴清燥汤法大有用武之地。既辨为有瘀热，则耗其阴液是在所难免，阴液被耗故致阴虚，而瘀热仍未去，故导致恶性循环，是为因热致燥，因燥致瘀，瘀则热结耗阴而阴虚瘀热之体成也。故当滋其阴，清其热，通其瘀，活其血，润其燥，疏其风，散其结，其瘀热得祛，脾自得运，用衡通滋阴清燥汤加味治之。

案例辨析：

庞姓男孩，七岁，体形偏瘦小，吃饭时挑三拣四，长期如此，且偶有鼻出血发作。其父母与我相交多年，颇为犯愁。视其舌紫红，舌尖有许多红紫斑点高出舌面，辨证属阴虚内燥瘀热已久，故心烦，厌食。予其处衡通滋阴清燥汤，羚羊角丝用3克，再加小蓟30克，两周后，舌尖之红紫斑点大减，去羚羊角，嘱其家长用鲜白茅根、鲜小蓟各一两，持续煎汤予其服，并告知此证与南方深圳之气候环境和饮食结构有关之理，令其需时时注意改变其体内阴虚瘀热之体质为要。

释疑解难

曾泽林：中医儿科学分为脾运失健证，脾胃气虚证，脾胃阴虚证，而临证所见单纯因此证就诊的并不多，每于他病时来诊，方知其有此证。老师常说现代小儿病属阴虚瘀热致燥者多，那么，导致此种现象的因素是什么？老师常用衡通滋阴清燥汤法治之的思路是什么呢？

李静：现代小儿因娇生惯养，嗜好偏食，喜食煎炒油炸类食物，不喜吃菜蔬类，且又暴饮寒凉饮料，再加患病每用西药维生素与抗生素，故导致气阴两虚，生风致燥热瘀结者多。现代医家认为服用抗生素导致伤阳者有之，但多为病已成疑难重症者，且又多为阴阳俱虚或偏于阴血虚，或偏于阳气虚者，而且单纯阴虚、单纯阳虚者也不多，以阴虚瘀热者多，阴阳两虚瘀且燥结者多矣。何者？阴者有形，血与当液也。阳者气也，无形之气也。此即西医能验出贫血，不能验出贫气之论也。抗生素既可伤阳，更可冰遏其热于内耗其阴也。每见热遏于内之患者，外表反现寒凉之象，手足多凉而不温。然视其舌多红紫，舌尖多有红紫斑点隐于舌面或高出舌面，苔多薄或光，或呈地图舌，此即瘀热致燥生风阻络也。辨识不清，妄用温补，反耗其阴，经络愈加瘀塞，血脉何能畅通乎？每见有屡服温补药，愈服手脚愈凉者，此即热郁于内致瘀也。血得温则行诚然，而瘀热久之，令血中津液燥结，血脉同样瘀滞不畅，岂不闻古人云热深厥深乎？手足不温者厥也，然需辨寒热也。本为热郁于内，反温补之，可乎？我知其未可也。外寒内亦寒之手足不温者，顺证。外寒内热者之，手足不温者，阴虚、阳气也虚，逆证也。瘀寒者，温之补之愈，手足不温者，欠一"通"字也。温之补之通之，愈之也速。瘀热之手足不温者，阴损及阳，阳气也虚也。滋其阴、清散其瘀热，佐以益气通瘀方可也。厌食证亦此理也。脾运失健证可致瘀，脾胃气虚证亦可致瘀，脾胃阴虚证更可致瘀热也。

第五节　食　积

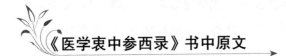

师承切要

　　师承切要者，师承张锡纯先生儿科病"食积"论治之精要，以及笔者领悟与运用张先生之学说与临床的心得体会，力求切中要点。书中"鸡内金解"可用治此证。从整体出发，辨证论治，找出偏差为脾胃受损、先天不足后天失养、暑湿熏蒸、脾阳失养、情志不畅、思虑伤脾等。纠正偏差，临证可根据其不同证型，分证论治。临证用衡通法组方，视其所偏，师其用对证之方或对证之药一二味专攻其处，是为抓主证，又加补药为之佐使，是以邪去正气无伤损。药物编中之党参、茯苓、生山药、滑石、白茅根、白术、鸡内金、麦芽、山楂解等，医论、医话编中皆有论及，读者宜细读之，博览群书，于无字句处读书，触类旁通，有是证用是方，有是证用是药，用于治疗现代医学之消化不良。

《医学衷中参西录》书中原文

鸡内金解

鸡内金：鸡之脾胃也，其中含有稀盐酸，故其味酸而性微温，中有瓷、石、铜、铁皆能消化，其善化瘀积可知。《内经》谓"诸湿肿满，皆属于脾"，盖脾中多回血管，原为通彻玲珑之体，是以居于中焦以升降气化，若有瘀积，气化不能升降，是以易致胀满。用鸡内金为脏器疗法，若再与白术等分并用，为消化瘀积之要药，更为健补脾胃之妙品，脾胃健壮，益能运化药力以消积也。且为鸡内金含有稀盐酸，不但能消脾胃之积，无论脏腑何处有积，鸡内金皆能消之，是以男子痃癖、女之癥瘕，久久服之皆能治愈。又凡虚劳之证，其经络多瘀滞，加鸡内金于滋补药中，以化其经络之瘀滞而病始可愈。至以治室女月信一次未见者，尤为要药，盖以其能助归、芍以通经，又能助健补脾胃之药，多进饮食以生血也。

🌸 李静讲记

乳食内积证是为因瘀致积属实，故可消之导之，愈之也速。脾虚夹积证是因虚致积，故需健脾助运，消补兼施，愈之也缓。而临证每见阴虚瘀热者多，消导之药更伤其脾阴，消补兼施也于阴虚瘀热无益。故每用张锡纯先生之法，方用生山药、生鸡内金、丹参、白茅根、桑寄生、葶苈子、穿山甲、三七类药组方，每用治小儿阴虚食积而服诸药不效之阴虚瘀热者，名为衡通理阴消积汤，养其阴，通其瘀，散其热，其积自能消也。

衡通理阴消积汤

白茅根、生山药各 18 克，桑寄生、葶苈子、生鸡内金、丹参各 12 克，穿山甲、三七（研末送服下）各 6 克，小儿酌量，水煎服。

释疑解难

何志干：食积证，一般医者多用维生素类、助消化类药，或径用健胃消食片治之，老师的辨证思路是什么？

李静： 从衡通理念论之，积者，瘀结也。然需辨其是因虚致积还是因瘀致虚之结，即需辨其结之轻重。食积证早年多用肥儿丸、婴儿素类成药治之，重者有"一把抓"等中成药，药简效捷。然现代此类药市面上少有，有的干脆没有厂家生产了，现在流行的是健胃消食片等类药与西药健胃消食类药。故临证所接触的食积病人多为舌红紫或红嫩紫，舌尖有红紫斑点，苔薄或光剥者。屡用消导药伤其阴，维生素类消化药助其热，且又耗其液，而瘀热愈积愈甚。早年经常有小孩食积证，每用刺手指四缝穴的办法愈之，而现代小儿病此，家长多顾虑刺四缝穴治法小孩难以接受，故每至食积复感外邪，即感冒夹食时方来求医，此即现代人不明医理之故也。

第六节 疳 证

师承切要

师承切要者，师承张锡纯先生儿科病"疳证"论治之精要，以及笔者领悟与运用张先生之学说与临床的心得体会，力求切中要点。书中"十全育真汤""三七解"可用治此证。从整体出发，辨证论治，找出偏差为脾胃受损，气液耗伤。纠正偏差，临证可根据其不同证型，分证论治。临证用衡通法组方，视其所偏，师其用对证之方或对证之药一二味专攻其处，是为抓主证，又加补药为之佐使，是以邪去正气无伤损。药物编中之党参、茯苓、生山药、龙骨、牡蛎、三七、白术、鸡内金、麦芽、山楂解等，医论、医话编中皆有论及，读者宜细读之，博览群书，于无字句处读书，触类旁通，有是证用是方，有是证用是药，用于治疗现代医学之营养不良。

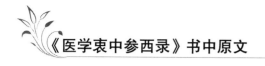

十全育真汤

治虚劳，脉弦、数、细、微，肌肤甲错，形体羸瘦，饮食不壮筋力，或自汗，或咳逆，或喘促，或寒热不时，或多梦纷纭，精气不固。

野台参（四钱）、生黄芪（四钱）、生山药（四钱）、知母（四钱）、玄参（四钱）、生龙骨（四钱，捣细）、生牡蛎（四钱，捣细）、丹参（二钱）、三棱（钱半）、莪术（钱半）。

气分虚甚者，去三棱、莪术，加生鸡内金三钱；喘者，倍山药，加牛蒡子三钱；汗多者以白术易黄芪，倍龙骨、牡蛎，加山萸肉（去净核）、生白芍各六钱。若其汗过多，服药仍不止者，可但用龙骨、牡蛎、山萸肉各一两煎服，不过两剂其汗即止。汗止后再服原方。若先冷后热而汗出者，其脉或更兼微弱不起，多系胸中大气下陷，细阅拙拟升陷汤后跋语，自知治法。

李静讲记

中医儿科学诸型论治既详且备，可为常法，张锡纯先生主用三七、生鸡内金健脾化瘀是为变通治法，而用衡通法找出偏差，纠而正之，辨其为阴阳之虚与瘀施治之，是为兼备法。瘀之实者，治之也易。瘀之虚者，愈之也难。

临证要点

掌握小儿此证之虚与瘀积之虚实，从整体观念出发，通瘀时不忘顾其虚，补虚时不忘治其瘀。清热时莫忘顾其阳，温脾时莫忘顾其阴是为要点。

案例辨析：

廖姓男，两岁，生后不久一直为食少纳差，便溏，体形偏瘦小，西医诊为消化不良，屡服多种消化类药效不佳来诊。视其舌淡紫苔薄，舌尖有红紫斑点隐于舌面。辨证属肺脾阴虚，瘀热致燥，治以养阴润燥通瘀，方用衡通滋阴清燥汤去羚羊角，加玄参、桔梗、北沙参、山萸肉各10克，七剂，水煎服，复诊时诉诸症大减，又服七剂，病愈。嘱家长令其多服山药、生鸡内金粥以调养之。

《医学衷中参西录》书中验案一：

友人毛某治一孺子，自两三岁时腹即胀大，至五六岁益加剧，面目黄瘦，饮食减少，俗所谓大肚痞也。毛某见拙拟期颐饼方后载，若减去芡实，可治小儿疳积痞胀、大人癥瘕积聚，遂用其方（方系生鸡内金细末三两，白面半斤，白砂糖不拘多少，和作极薄小饼，烙至焦熟，俾作点心服之），月余痊愈。

《医学衷中参西录》书中验案二：

仲夏，杨姓女，年七岁，患疳疾兼大便下血，身形羸弱，不思饮食，甚为危险。前所服中西治疳积之药若干，均无效，来寓求治。后学查看腹部，其回血管现露，色青微紫，腹胀且疼，两颧发赤，潮热有汗，目睛白处有赤丝，口干不渴，六脉沉数，肌肤甲错，毛发焦枯。审证辨脉，知系瘀血为恙也。踌躇再四，忽忆及向阅《医学衷中参西录》，见先生论用三七之特殊功能，历数诸多奇效，不但善于止血，且更善化瘀血。遂俾用三七研为精粉，每服七分，朝夕空心时各服一次，服至五日，而大便下血愈。又服数日，疳疾亦愈。用三七一味，治愈中、西诸医不能治之大病，药性之妙用，真令人不可思议矣。

李静按：张先生书中此二案例，一为用生鸡内金愈之者，一为用三七愈之者。于无字句处读书，触类旁通，即明生鸡内金、三七皆为可治瘀者也。现代中医儿科学教科书诸法论治是论其常，而张先生书中所论是为变。此意即病初者，往往兼有他证，是为疳气，经治之后，往往呈现瘀证，则为疳积也。故辨证论治极为重要。瘀之轻重，瘀热与否，皆可从验舌与症状共同参详分析，然后方可。舌紫即属瘀，舌尖有红紫斑点即属阴虚瘀热。舌紫暗则属瘀燥阴阳俱虚。用对证之药一二味以攻病，佐以补药，是为立于不败之地之兼备法也。如此论之，则张锡纯先生之论可师可法是也！

第六章　心肝病证

第一节　夜　啼

　　师承切要者，师承张锡纯先生儿科病"夜啼"论治之精要，以及笔者领悟与运用张先生之学说与临床的心得体会，力求切中要点。书中"蝉蜕解"论可用治此证。从整体出发，辨证论治，找出偏差为小婴儿夜间不明原因的反复啼哭，主要因脾寒、心热、惊恐所致。纠正偏差，临证可根据其不同证型，分证论治。临证用衡通法组方，视其所偏，师其用对证之方或对证之药一二味专攻其处，是为抓主证，又加补药为之佐使，是以邪去正气无伤损。药物编中之蝉蜕、甘草、白芍、生地黄、竹叶、生山药、茯神、龙齿、鸡内金解等，医论、医话编中皆有论及，读者宜细读之，博览群书，于无字句处读书，触类旁通，有是证用是方，有是证用是药，用于治疗夜啼。

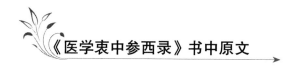
蝉蜕解

蝉亦止小儿夜啼，又善医音哑。忆一九三六年秋，余友姚某，偶为外感所袭，音哑月余，余为拟方，用净蝉蜕（去足土）二钱，滑石一两，麦冬四钱，胖大海五个，桑叶、薄荷叶各二钱，嘱其用水壶泡之代茶饮，一日音响，二日音清，三日痊愈。以后又用此方治愈多人，屡试屡验。

李静讲记

中医儿科学诸法论治既详且备可为常法，师承张锡纯先生之论，用衡通法衡量之，找出偏差，用对证之药一二味以攻病，佐以补药之法是为兼备法。脾寒气滞证辨易治也不难，心经积热与惊恐伤神证可师张先生擅用之药组方治之，则蝉蜕、羚羊角、竹叶、白茅根、生赭石、甘草等药，味淡性平，药简效宏。

临证要点

临证需注意辨证，不可以某个单方应用有效而不加辨证地一概用之，首先要辨明其夜啼之病因、病机再论治。而脾经有寒，心经有热，肝经有风是为要点。

释疑解难

曾泽林： 小儿夜啼以何证为多见？民间多用灯心草治之，有用朱砂治之，有用蝉蜕治之者，有效有不效。读张先生书，知蝉蜕性凉，当适用于惊恐伤神证，心经积热证能否应用？

李静：小儿夜啼虽非重证，然经常有"天黄黄，地黄黄，我家有个夜哭郎"的贴子，可见此病虽不重，然也非易治之证。临证以脾寒气滞证辨之也易，治之不难。心经积热证则多见且不易治，乃因心经积热，病儿只是夜啼，并无他症，而服药又需苦药，病儿本已哭闹，再服药也非一服即能立愈，而病儿愈哭闹愈会加重心经之火，故难愈。可用蝉蜕、竹叶、灯心草、生甘草煎汤频服愈之，药非苦甚是也。惊恐伤神证，夜间突然啼哭，似见异物状，神情不安，只用安神类药朱砂也非正治之法，辨治亦需时日，故又当用平肝镇惊之药，如羚羊角、赭石、牡蛎等类药。仍需辨证求衡，找偏纠偏方可。故小儿病难医者即在于此，即病儿不能表达，全仗医者诊察耳。

第二节　汗　证

师承切要

师承切要者，师承张锡纯先生儿科病"汗证"论治之精要，以及笔者领悟与运用张先生之学说与临床的心得体会，力求切中要点。书中"十全育真汤方论""水晶桃""既济汤"方论用治此证。从整体出发，辨证论治，找出偏差为小儿脏腑娇嫩，元气未充，腠理不密，所以容易出汗。若先天禀赋不足，或后天脾胃失调，肺气虚弱，均可自汗或盗汗。纠正偏差，临证可根据其不同证型，分证论治。临证用衡通法组方，视其所偏，师其用对证之方或对证之药一二味专攻其处，是为抓主证，又加补药为之佐使，是以邪去正气无伤损。药物编中之山萸肉、龙骨、牡蛎、黄芪、白术、防风、核桃仁、柿霜饼、党参、麦冬、五味子、生石膏、滑石、车前子、白芍、生山药、鸡内金解等，医论、医话编中皆有论及，读者宜细读之，博览群书，于无字句处读书，触类旁通，有是证用是方，有是证用是药，用于治疗现代医学之植物神经功能紊乱，维生素D缺乏性佝偻病及结核感染。

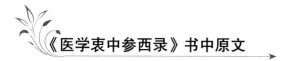

《医学衷中参西录》书中原文

十全育真汤方论

汗多者以白术易黄芪，倍龙骨、牡蛎，加山萸肉（去净核）、生白芍各六钱。若其汗过多，服药仍不止者，可但用龙骨、牡蛎、山萸肉各一两煎服，不过两剂其汗即止。汗止后再服原方。若先冷后热而汗出者，其脉或更兼微弱不起，多系胸中大气下陷，细阅拙拟升陷汤后跋语，自知治法。

李静讲记

临床上所遇之自汗、盗汗病颇多，体虚易感冒之人也颇多，且多为服用"虚汗停"而汗出不停，服"玉屏风"而仍易感冒伤风者。治病首论阴阳，且此证皆可包括在虚劳病之中。阴虚可自汗盗汗，阳虚也可自汗盗汗，阴阳两虚也可自汗盗汗。

汗证的表现是体内失衡，故需找出偏差，纠偏求衡。故需辨其阴阳与虚实。虚者致燥，实者致瘀。虚则补之，佐以通瘀。实则疏通之，佐以补药。儿科学分型论治乃为常法，师承张锡纯先生用对证之药一二味以攻病，佐以补药是为变法。

用衡通法衡量之，虚者多致燥，以山萸肉、龙骨、牡蛎为主药组方，张锡纯先生之既济汤方变通，用衡通增液汤加减治之。

实者疏通之，师张先生之退一步治法，用衡通承气汤法，佐以山药、参芪类补药。

衡通增液汤

北沙参、生地黄、麦冬、桑椹子、白茅根、桑寄生、生山药各 30 克，小儿酌减。

临证要点

清代名医家徐灵胎曰："一病必有一主方，一方必有一主药。"张锡纯先生在其书中理冲汤方中论曰："用药攻病，宜确审病根结聚之处，用对证之药一二味，专攻其处。即其处气血偶有伤损，他脏腑气血犹可为之输将贯注，亦犹相连营垒之相救应也。又加补药为之使，是以邪去正气无伤损。"

故自汗者多为阳气虚，肺卫不固，营卫不和，主方为玉屏风散。然亦有阴虚火旺，邪热郁蒸之自汗，治当滋阴降火，清热解毒，主方为当归六黄汤。盗汗者多为阴血虚，阴虚热扰，心液外泄，主方为益阴汤。然亦有阳虚盗汗者，心肾不交，虚阳浮越，主方为桂枝加龙骨牡蛎汤。

释疑解难

李洪波：玉屏风散治自汗感冒的要点是什么？桑叶与桑椹止汗的要点是什么？

李静：桂枝加龙骨牡蛎汤为虚劳病之通用方，龙骨、牡蛎、山萸肉虽然为治自汗盗汗之专方专药，玉屏风散为自汗易感冒之专方，桑叶为止夜汗盗汗之专药，然临证需辨证施治与专方专药相结合，方是中医的根本，中医的精髓。不用专方专药则治病不能有速效，不用通用之方则不能适应病证之变化。即病有千变，药有万变方可。读《医学衷中参西录》要在勤求上下苦功，于无字句处读书，于临床中验证之。书读百遍，其义自见也。

"玉屏风散"一说是出至危亦林《世医得效方》，一说是出自《丹溪心法》，王肯堂《证治准绳》叫白术黄芪汤。组成为黄芪、防风各一钱，白术二钱，为粗末，加生姜三片，水煎服，功能益气固表止汗，治表虚自汗及虚人易感风寒。蒲辅周老前辈善用之。岳美中老师用时为白术三份，黄芪二份，防风一份，制成粗末，每日十克，水煎服，连用一个月为一疗程可愈。白术量大是为了健脾，健脾是为了治本。脾健则运化好，身体才会有抵抗力。免疫力增强，则自汗易感冒可愈。

桑叶、桑椹同为甘寒，桑叶入肺、肝经，桑椹入肝、肾经。《丹溪心法》载："桑叶，焙干为末，空心米饮调服，止盗汗。"近代亦有桑叶止汗之报道。《中药大辞典》桑叶条下载《重庆堂随笔》论桑叶："桑叶，虽止盗汗，而风温暑热服之，肺气清肃，即能汗解。"桑椹滋肝肾固精，为凉血补血益阴之药。桑叶滋肺阴清热止汗，桑椹滋肾阴凉血除热止汗。

玉屏风散治自汗易感冒的要点是治肺脾阳虚，脾虚者白术重用之，肺气虚者黄芪量重之。要点是为粗末水煎服一个月可愈。桑叶止自汗盗汗是肺阴虚有热者宜之，要点是为末服之。桑椹是肾气虚有火者宜之。

李洪波：我在儿子三岁半时结识老师，因其经常反复感冒，扁桃体发炎且呈地图舌，动则汗出，着凉则感冒发热，发热则引发扁桃体炎。老师断为阴虚内燥瘀热肺脾阴虚，经老师用穿山甲为主的方子，伍以桑叶、生山药、生鸡内金很快将扁桃体炎治愈，然阴虚内燥体质非短期可愈，故嘱常服桑叶、桑椹、山药煎水，送服生鸡内金末，有时还予服三七末、穿山甲末，久之，方将体质大大改善，一般感冒不致扁桃体发炎，只服发表类药汗之即愈。如此论之，阴虚者只滋其阴，阳气虚者只益其气，虽然对证，终未能将其瘀滞之体质改变，故辨证能辨出其为瘀热致燥，阴损及阳，乃临诊之功，医者宜察之。

李静：传统诸法治自汗、盗汗用之对证多效，而不效者，则往往需分析原因。王清任指出了瘀血可致多汗极为可贵。临证凡遇久治不效之证，每用衡通法理念衡量之，往往可辨出其必有不同程度的气血瘀滞兼夹诸证。故需辨出其是因瘀致虚，还是因虚致瘀。因虚致瘀者，补其虚其效立显。因瘀致虚者，通其瘀，补其虚，其效方显。见汗止汗难以止汗，辨证求因，验舌是为关键。舌紫、舌面有紫斑点即属有瘀，舌中有裂纹即属气滞，苔腻属湿，苔腻且燥或黄腻则属湿热，舌红嫩紫苔光或呈地图舌则属阴虚，舌尖有红紫斑点即属瘀热，舌淡苔薄属阳气虚，舌淡紫苔白腻多属风湿，舌淡紫苔白润滑多属阳虚寒湿也。

第三节　紫　癜

师承切要

　　师承切要者，师承张锡纯先生儿科病"紫癜"论治之精要，以及笔者领悟与运用张先生之学说与临床的心得体会，力求切中要点。书中"论吐血衄血之原因及治法""三鲜饮"与治吐衄诸方可用治此证。从整体出发，辨证论治，找出偏差为小儿稚阴稚阳，气血未充，卫外不固，外感时令之邪，六气皆从火化，蕴郁于皮毛肌肉之间。风热之邪与气血相搏，热伤血络，迫血妄行，溢于脉外，渗于皮下，发为紫癜。纠正偏差，临证可根据其不同证型，分证论治。临证用衡通法组方，视其所偏，师其用对证之方或对证之药一二味专攻其处，是为抓主证，又加补药为之佐使，是以邪去正气无伤损。药物编中之生赭石、大蓟、小蓟、鲜藕、血余炭、鸦胆子、白茅根、竹茹、三七、龙骨、牡蛎、大黄、肉桂、白芍、山萸肉、生地黄、生山药、鸡内金解等，医论、医话编中皆有论及，读者宜细读之，博览群书，于无字句处读书，触类旁通，有是证用是方，有是证用是药，用于治疗现代医学之过敏性紫癜和血小板减少性紫癜。

三鲜饮

治同前证兼有虚热者。

即前方加鲜小蓟根二两。大、小蓟皆能清血分之热，以止血热之妄行，而小蓟尤胜。凡因血热妄行之证，单用鲜小蓟根数两煎汤，或榨取其自然汁，开水冲服，均有捷效，诚良药也。

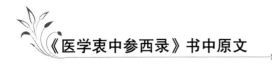 李静讲记

中医儿科学诸法论治可谓既详且备，是为常法，师承张锡纯先生用对证之三鲜饮论治，即用对证之药一二味以攻病之理。触类旁通，则血热妄行证可用此法。风热伤络证，可用对证之药组方，首选药当为白茅根、滑石、蝉蜕、桑寄生、丝瓜络、桑枝类。气不摄血证用归脾汤，阴虚火炎证，则需滋阴养血通瘀为治。

从衡通理念来衡量之，则诸因皆可致瘀。病初者，实多虚少，瘀滞也较轻。病久者，因瘀致虚令燥而结，虚实夹杂之瘀滞也。故偏于实者，清热消风中不忘滋阴养血。久病偏虚重者，养血益气滋阴时不忘通瘀润燥消风。用衡通法之衡通汤、散为主方，血热妄行佐以凉血清热药，风热伤络佐以祛风通络药。气不摄血证佐以益气之药，是为衡通益气汤。阴虚火炎证，佐以滋阴清燥汤是为衡通汤、滋阴清燥汤并用之。瘀重者，通瘀之药重用之，虚重者，补益之药重用之，通与补配伍得当，即处方如烹调之意也。

临证要点

临证时，辨证论治极为重要，每遇有病此证，屡服清热凉血类药导致血瘀气滞阴血阳气俱虚者。初病验舌态，久病验舌质，久病必有瘀。舌紫即属瘀，舌尖有暗瘀斑即属瘀血。舌中有裂纹即属气滞，舌尖边有凹陷即属因瘀致虚损。舌尖有红紫斑点高出舌面是为瘀热，舌红紫苔薄或光属阴虚瘀燥，舌淡暗紫则属阳虚致瘀，舌淡紫苔薄白即属气虚。故辨证如法官断案，不能只辨病，一说紫癜即用凉血药，屡用之，血得寒则凝，血凝则不归经外溢也。

释疑解难

余健楚：本病现代医学辨病需分为是过敏性紫癜还是血小板减少性紫癜，治法不同。老师认为此论于中医是如何认识的？

李静：过敏性紫癜者，过敏，风，时愈时发，无形之结，西医不能检测出来。风行数变，故又需辨其为内外。外风者，即中医之风热伤络证。内风者，即中医之血热妄行证。中医说祛风先行血，血行风自灭。外来之风易去，病在表也。内生之风难去，血中热极，迫血外溢也。

血小板减少性紫癜，有形之结也。西医验血可检测出来，是为有形之结。血小板减少不能得到改善，紫癜即一直存在是也。中医之气不摄血、阴虚火炎证多属此。而且过敏性紫癜久治不愈者也可转为此证，即由无形之结转化为有形之结，又为病由表入里，由轻至重，由实至虚，虚实夹杂也。

从衡通理念来衡量之，病初多为失衡之轻者，故属实且易治。病久致瘀而虚，虚则更瘀，是为虚实夹杂，故治之也难。找出偏差，纠而正之，辨病与辨证相结合，用西医检测，中医辨证论治，无疑是最佳之路也。

第四节　缺铁性贫血

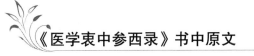

师承切要

师承切要者，师承张锡纯先生儿科病"缺铁性贫血"论治之精要，以及笔者领悟与运用张先生之学说与临床的心得体会，力求切中要点。书中"十全育真汤""理冲汤""赭石解"诸方论可用治此证。从整体出发，辨证论治，找出偏差为先天禀赋不足，后天喂养不当是发病的主要原因。另外，多种急慢性疾病病后失于调护亦可导致发病。纠正偏差，临证可根据其不同证型，分证论治。临证用衡通法组方，视其所偏，师其用对证之方或对证之药一二味专攻其处，是为抓主证，又加补药为之佐使，是以邪去正气无伤损。药物编中之生山药、党参、茯苓、白术、黄芪、当归、山萸肉、熟地黄、枸杞子、鸡内金解等，医论、医话编中皆有论及，读者宜细读之，博览群书，于无字句处读书，触类旁通，有是证用是方，有是证用是药，用于治疗中医学之"姜黄""黄胖""痴证""虚劳"等病证。

《医学衷中参西录》书中原文

十全育真汤方论

《金匮》虚劳门诸方，虽皆有效，而一方专治虚劳门一证。若拙拟十全育真汤，实兼治虚劳门诸证。如方中用黄芪以补气，而即用人参以培元气之根本。用知母以滋阴，而即用山药、元参以壮真阴之渊源。用三棱、莪术以消瘀血，而即用丹参以化瘀血之渣滓。至龙骨、牡蛎，若

第六章　心肝病证

取其收涩之性，能助黄芪以固元气；若取其凉润之性，能助知母以滋真阴；若取其开通之性（《神农本草经》龙骨主癥瘕，后世本草亦谓牡蛎消血），又能助三棱、莪术以消融瘀滞也。至于疗肺虚之咳逆、肾虚之喘促，山药最良。治多梦之纷纭，虚汗之淋漓，龙骨、牡蛎尤胜。此方中意也，以寻常药饵十味，汇集成方，而能补助人身之真阴阳、真气血、真精神，故曰十全育真也。

李静讲记

缺铁性贫血相当于中医之血虚、黄胖、疳证、虚劳。以诸虚证为主，故需辨明阴虚阳虚，或阴阳两虚，中医儿科学分型论治既详且备。而张锡纯先生之十全育真汤论治是为变法，指出虚劳病气虚致瘀之阴阳两虚虚劳，需辨明其为因瘀致虚还是因虚致瘀。而十全育真汤则虚与瘀可并治之是为变法。临证时视其虚与瘀之程度组方用药，虚多者补药重用之，通瘀之药少用；瘀重者，通补并用之，是为张先生之立于不败之地之兼备法也。

临证要点

用衡通法来衡量之，找出偏差，用对证之药一二味以攻病，佐以补药来组方，纠而正之是为衡则需通，通之则衡。健脾，生山药为首选；化瘀，生鸡内金为首选；益气，党参；补肝，山萸肉；补阴，北沙参；养血，阿胶。

释疑解难

余健楚：此证西医可检测出贫血是其长处，缺铁则补之，但往往有效有不效，而中医则辨证为气血两虚，且又需辨其阴虚阳虚。张锡纯先生主张治虚劳需治瘀，创十全育真汤、理冲汤、理冲丸、资生汤，突出了化瘀益气，用药攻病，佐以补药之论点极为可贵，老师从无字句处读书，触类旁通，悟出衡则需通，通之则衡之理念。指出因瘀致虚与因虚致瘀，有形之结与无形之结之论点，讲明验舌辨证的精要，简捷扼要，实用有效。如何能掌握瘀与虚的程度呢？

李静：现代人与张锡纯先生时代又有不同，气血瘀滞兼有所偏者越来越多，此与现代人的生活结构、生存空间、用药环境不无关系。小儿稚阴稚阳之体，需补阴益气与通瘀并用者多，阳虚者反而易治。阴虚需辨其有无瘀热，阳虚需辨明是气虚还是寒湿之虚。肾为先天之本，脾为后天之本，故当重其脾胃。舌红紫苔薄或光者，甚则呈地图舌者，阴虚也。舌紫即属有瘀，舌尖有红紫斑点高出舌面即属阴虚瘀热，舌尖有针尖般细小之红紫点隐于舌面是阴虚且燥而瘀。舌淡苔薄白则属阳气虚，淡紫则属阳虚夹瘀。

因瘀致虚者，通瘀与补药并用之；因虚致瘀者，补其虚，佐以通瘀。通瘀之药属动药宜轻用之，补益之药属静药宜重用之。张锡纯先生论脉之有力者，需重用补益之药，其脉方缓，其证方减乃至理名言，只用理气活血药，其脉愈有力者，乃真气外泄，非真实证，屡试不爽，医者宜细细领会之。

第五节　病毒性心肌炎

> **师承切要**

　　师承切要者，师承张锡纯先生儿科学"病毒性心肌炎"论治之精要，以及笔者领悟与运用张先生之学说与临床的心得体会，力求切中要点。书中"论心病治法""滋阴固下汤""荡胸汤""滋阴清燥汤"方论可用治此证。从整体出发，辨证论治，找出偏差为病毒侵犯心脏，以心肌局限性或弥漫性病变为主的疾病，有的可伴有心包或心内膜炎症改变。纠正偏差，临证可根据其不同证型，用衡通法组方，视其所偏，师其用对证之方或对证之药一二味专攻其处，是为抓主证，又加补药为之佐使，是以邪去正气无伤损。药物编中之生山药、滑石、白芍、白茅根、生石膏、连翘、薄荷、生地黄、阿胶、瓜蒌仁、柏子仁、附子、干姜、鸡内金解等，医论、医话编中皆有论及，读者宜细读之，博览群书，于无字句处读书，触类旁通，有是证用是方，有是证用是药，用于治疗中医学之风温、心悸、怔忡、胸痹等病症。

《医学衷中参西录》书中原文

滋阴固下汤

治前证服药后，外感之火已消，而渴与泻仍未痊愈。或因服开破之药伤其气分，致滑泻不止。其人或兼喘逆，或兼咳嗽，或自汗，或心中怔忡者，皆宜急服此汤。

生山药（两半）、怀熟地（两半）、野台参（八钱）、滑石（五钱）、生杭芍（五钱）、甘草（二钱）、酸石榴（一个，连皮捣烂）。

上药七味，用水五盅，先煎酸石榴十余沸，去滓再入诸药，煎汤两盅，分两次温饮下。若无酸石榴，可用牡蛎（研）一两代之。汗多者，加山萸肉（去净核）六钱。寒温诸证，最忌误用破气之药。若心下或胸胁疼痛，加乳香、没药、楝子、丹参诸药，腹疼者加芍药，皆可止疼。若因表不解，束其郁热作疼者，解表清热，其疼自止。若误服槟榔、青皮、郁金、枳壳诸破气之品，损其胸中大气，则风寒乘虚内陷，变成结胸者多矣。即使传经已深，而肠胃未至大实，可降下者，则开破与寒凉并用，亦易使大便滑泻，致变证百出。愚屡见此等医者误人，心甚恻怛。故予服破气药而结胸者，制荡胸汤以救其误。服破气药而滑泻者，制此汤以救其误。究之，误之轻者可救，误之重者实难挽回于垂危之际也。

李静讲记

中医儿科学教材分型论治是为常，师承张锡纯先生之论是为变，师承张先生之论，触类旁通，用衡通理念来衡量之，找出偏差，用疏通气血兼治其偏差是为兼备法。用衡通陷胸汤、衡通荡胸汤、衡通解毒汤、衡通滋阴清燥汤、衡通益气温通汤皆是以疏通气血为法，用对证之药一二味以攻其偏，虚者佐以补药，是为立于不败之地之兼备法。

衡通陷胸汤

当归、川芎、桃仁、红花、赤芍、柴胡、川牛膝、枳壳、桔梗、炙甘草、生地黄、炮山甲、三七粉（药汁送服下）各10克，黄连3克、瓜蒌皮12克、瓜蒌仁（打碎）18克、半夏10克。水煎服，小儿酌减用量。

衡通荡胸汤

当归、川芎、桃仁、红花、赤芍、柴胡、川牛膝、枳壳、桔梗、炙甘草、生地黄、炮山甲、三七粉（药汁送服下）各10克，瓜蒌皮12克，瓜蒌仁（打碎）30克，滑石30克，半夏18克，竹茹18克，黄连6克，土茯苓30克。水煎服，小儿酌减用量。

衡通解毒汤

当归、川芎、桃仁、红花、赤芍、柴胡、川牛膝、枳壳、桔梗、炙甘草、生地黄、炮山甲、三七粉（药汁送服下）各10克，黄连6克，黄芩10克，黄柏10克，栀子10克，大黄3克。水煎服，小儿酌减用量。

衡通益气温通汤

当归、川芎、桃仁、红花、赤芍、柴胡、川牛膝、枳壳、桔梗、炙甘草、生地黄、炮山甲、三七粉（药汁送服下）各10克，人参、黄芪各12克，山萸肉、生山药各30克，桂枝10克，黑附片10克，生姜12克，皂角刺12克。水煎服，小儿酌减用量。

临证要点

此证以心悸、气短、胸闷、头晕为主诉症状者多，不可一见此类症即用炙甘草汤类方药，仍需辨证施治是为要点。现代人阴虚内燥瘀热者多，而且瘀滞之热越重越久者，医治越难。用衡通法诸汤疏通气血，瘀滞得散，纠其所偏者即用对证之药一二味组方以攻之之意也。外感温热、湿热邪毒即风温发病主因，导致气血瘀滞是病机，心肌发炎是病理，心悸、怔忡、胸痹是为结果也。

凡舌紫苔薄白即属气血瘀滞，即为衡通汤、衡通散适应症。舌红紫苔白薄腻或薄黄者，舌尖有红紫斑点高出舌面即属阴虚瘀热，舌红紫苔薄光或舌光剥者属阴虚内燥，为衡通滋阴清燥汤证。舌红紫苔白腻且厚者属湿热并重，为衡通解毒汤证与衡通陷胸汤、衡通荡胸汤证。舌淡苔薄白者属阳气虚，为衡通益气汤证。舌淡苔白腻润滑者属阳虚寒湿偏重，为衡通益气温通汤证。

释疑解难

曾泽林： 小儿病此证临证所治不多，此病的中医治疗与预后是什么？

李静： 预后与病情轻重有关，如起病时不十分严重，能得到及时的诊断治疗，并能保证足够的休息，一般预后较好，严重病例一般预后较差。相当一部分患儿可以完全治愈，仅有极少数的患儿会发展成为慢性心肌炎或扩张型心肌病。要让患儿尽量卧床休息，吃易消化的食物，多吃水果。

积极配合医生进行治疗。一般病毒性心肌炎需用西医检测辨病，中医辨证论治，找出偏差，用中医辨证可辨出其恢复与否，再用西医检测方可认定。由于病毒对心脏损害的特殊性，其恢复期要长于病毒对其他脏器的损害，一般为 3 个月到半年。部分患儿在此期间要注意不要过于劳累，适当限制体力活动，并且要定期到医院复查。

第六节　儿童多动综合征

师承切要

师承切要者，掌握中医儿科病"儿童多动综合征"论治之精要，以及笔者领悟与运用张先生之学说与临床的心得体会，力求切中要点。书中"地黄解""赭石解""羚羊解""白茅根解"诸论可用治此证。从整体出发，辨证论治，找出偏差为本虚标实，阴虚为本，阳亢、痰浊、瘀血为标。纠正偏差，临证可根据其不同证型，分证论治。临证用衡通法组方，视其所偏，师其用对证之方或对证之药一二味专攻其处，是为抓主证，又加补药为之佐使，是以邪去正气无伤损。药物编中之生山药、赭石、龙骨、牡蛎、熟地黄、山萸肉、龙胆草、竹茹、羚羊角、黄连、连翘、鸡内金解等，医论、医话编中皆有论及，读者宜细读之，博览群书，于无字句处读书，触类旁通，有是证用是方，有是证用是药，用于治疗现代医学之"轻微脑功能障碍综合征"（MBD），中医之"脏躁""躁动""健忘""失聪"证。

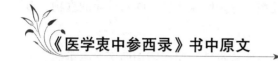

《医学衷中参西录》书中原文

地黄解

鲜地黄：性寒，微苦微甘。最善清热、凉血、化瘀血、生新血，治血热妄行、吐血、衄血、二便因热下血。其中含有铁质，故晒之、蒸之则黑，其生血、凉血之力，亦赖所含之铁质也。

干地黄（即药房中生地黄）：经日晒干，性凉而不寒，生血脉，益精髓，聪明耳目，治骨蒸劳热，肾虚生热。

熟地黄（用鲜地黄和酒，屡次蒸晒而成）：其性微温，甘而不苦，为滋阴补肾主药。治阴虚发热，阴虚不纳气作喘，劳瘵咳嗽，肾虚不能漉水，小便短少，积成水肿，以及各脏腑阴分虚损者，熟地黄皆能补之。

案例辨析：

骆姓男孩，六岁半，便秘有年，每于大便时由父母用手挖出。其舌紫苔厚腻，体胖能食，且又顽劣异常，任性多动。常因食积而致发热。好在服中药尚可，不畏药苦。证属湿热并重，痰食互结，气机郁滞，故治以小陷胸汤加莱菔子，再加鸦胆子胶囊，数剂后便略通，不需用手挖即能排出。诊其苔腻减，湿热祛，续服至月余方愈。嘱其家长令其节制饮食以图根治。

释疑解难

江植成：此例病儿我曾亲见，其顽劣多动特别严重，每来就诊时需有家长时时看顾，而且经常会因食积发热来诊。老师辨其属瘀滞湿热痰浊且偏实，予其服小陷胸汤加味屡用屡效。令人不解的是，现代小儿此病为何有越来越多的趋势？老师的观点是阴虚瘀热者多？心脾两虚者多？还是此瘀偏实者多？

李静： 现代人阴虚瘀热者多，张锡纯先生早有此论。现代人由于生活环境以及一些特殊原因，小儿从小娇生惯养，饮食随其所欲，每多煎炒油炸，故导致热蕴于内，耗阴损液，郁火不得外泄，久则阴虚瘀热成者多也。每临证视其舌色红紫，舌尖有红紫斑点者多属此型。舌淡者方属阳气虚，舌边有齿印则属脾虚。苔腻且厚者方属痰湿，再有舌尖红紫斑点即属湿热痰浊瘀积。阴虚者滋其阴，清其热，通其瘀，增水行舟方可，故愈之也缓。心脾阳气虚者需补益之，偏湿热痰浊者通散之愈之故速。

第七节　惊　风

师承切要

师承切要者，师承张锡纯先生儿科病"惊风"论治之精要，以及笔者领悟与运用张先生之学说与临床的心得体会，力求切中要点。书中"镇风汤""逐寒荡惊汤""小儿疹病治法"用治此证。从整体出发，辨证论治，找出偏差，纠正偏差，临证可根据其不同证型，分为急惊风和慢惊风论治。临证用衡通法组方，视其所偏，师其用对证之方或对证之药一二味专攻其处，是为抓主证，又加补药为之佐使，是以邪去正气无伤损。药物编中之羚羊角、生石膏、蜈蚣、竹茹、生山药、白芍、白茅根、连翘、黄连、党参、茯苓、白术、山药、附子、肉桂、川椒、炮姜、灶心土、知母解等，医论、医话编中皆有论及，读者宜细读之，博览群书，于无字句处读书，触类旁通，有是证用是方，有是证用是药，用于治疗现代医学之小儿高热惊厥、各种严重感染。

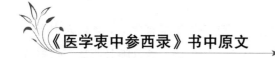

《医学衷中参西录》书中原文

镇风汤

治小儿急惊风。其风猝然而得，四肢搐搦，身挺颈痉，神昏面热，或目睛上窜，或痰涎上壅，或牙关紧闭，或热汗淋漓。

钩藤（三钱）、羚羊角（一钱，另炖兑服）、龙胆草（二钱）、青黛（二钱）、清半夏（二钱）、生赭石（二钱，轧细）、茯神（二钱）、僵蚕（二钱）、薄荷叶（一钱）、朱砂（二分，研细送服），磨浓生铁锈水煎药。

小儿得此证者，不必皆由惊恐。有因外感之热，传入阳明而得者，方中宜加生石膏；有因热疟而得者，方中宜加生石膏、柴胡。

急惊之外，又有所谓慢惊者，其证皆因寒，急惊之因热者，有冰炭之殊。方书恒以一方治急、慢惊风二证，殊属差谬。慢惊之证，惟庄在田《福幼编》辨之最精，用方亦最妙。

小儿痉病治法

小儿为少阳之体，是以或灼热作有惊骇，其身中之元阳，恒夹气血上冲以扰其脑部，致其脑筋妄行，失其所司而痉证作矣。痉者其颈项硬直也，而或角弓反张，或肢体抽掣，亦皆盖其中矣。此证治标之药中，莫如蜈蚣（宜用全的）。用治标之药以救其急，即审其病因，兼用治本之药以清其源，则标本并治，后自不反复也。

癸亥季春，愚在奉天，旬日之间，遇幼童温而兼痉者四人。愚皆以白虎汤治其温，以蜈蚣治其痉，其痉之剧者，全蜈蚣用至三条，加白虎汤中同煎服之，分数次饮下，皆随手奏效（其详案皆在药物蜈蚣解下，又皆少伍以他药，然其紧要处全在白虎汤蜈蚣并用）。

李静讲记

中医儿科学诸型论治是为常法，师承张锡纯先生之论，用对证之药一二味组方攻病，佐以补药是为变通之法。用衡通法来衡量之，辨出急惊风多偏实、偏热，慢惊风多偏虚中夹实。辨出其惊风证，相当于西医之神经症状是也。明白祛风需行血，血行风自灭之理方可。

用对证之药一二味以攻病者，非止限于一二味也。用对证之方或对证之药组方，用对证之药攻病，佐以补药，是为衡则需通，通之则衡之兼备法。

一病有一病之主方，一方有一方之主药。急惊风为风湿热，然有在表在里之分。师承张锡纯先生之意，用先生擅用之药者，则此急惊风首选药当为羚羊角，风热在表伍以蝉蜕、生石膏、白茅根，风湿热并重再加滑石，佐以丹参、桑寄生、山药，虚者用山萸肉，则为衡通滋阴清燥汤之意也。慢惊之阴虚风动者也可用此方加减。唯阳虚者，需用衡通温阳汤加减运用为要。

衡通温阳汤

附子、人参、桂枝、白术、茯苓、白芍、炙甘草各12克，胡桃肉、生山药各30克、生姜10克。水煎服，小儿酌减用量。

释疑解难

余健楚：惊风证中医、西医所含甚广，急惊风大多为急症。如何能在急促之间辨出主证，采取相应的治法，抓主证，急则治其标，很快缓解症状呢？

李静：学中医要博即是此理。博者，广博见闻也。读中医教科书是为明其常，读张锡纯先生书方能明其变，博览群书方能明其巧。常法者，常规治法也。变法者，不同于常法也。张锡纯先生之变法在于用药攻病，每以药能胜病为准，而不拘于用量。每用对证之药攻病，佐以补药者，是为白虎加人参汤之意，先生说是为立于不败之地之法。每遇一证，常思用退一步治法，即本可用承气汤者，每用白虎加人参汤以代之。

于无字句处读书，触类旁通者，即现代人病气血瘀滞者多，轻重程度不同而已。张先生论现代人阴虚者多，阳虚者百中不过二三。而我认为现代人单纯阴虚者多，阴虚瘀热者更多，阴虚及阳者也不少，阴阳两虚气血瘀滞者也多。

治病如打仗，用药如用兵。辨证如断案，处方如烹调。治急证如将，治慢病如相。两军相逢勇者胜是用于急证，打阵地战是用于急证之抓主证以攻坚克病，论持久战之灵活机动的游击战术是慢病之相持阶段。而用西医辨病，检测诊断，中医辨证论治是衷中参西，以中为主，中西医结合。用西药治其标是用于急，而用中医辨证施治治其本是为标本同治。

治急惊最速、最效者莫如针刺、刺血。故习中医者必须懂得急救穴的功用。针刺十宣、人中。开四关，即手心劳宫与脚心涌泉穴名为四关，用之得当，立见功效。我早年曾用此法治一急惊风高热惊厥病孩，针刺双手十宣出血立即热退厥止而愈。次年又用刺血法与药物，中西结合之法治愈我两岁多的儿子脑炎惊风高热痉厥。前年重用羚羊角 10 克，白茅根、芦根各 50 克一剂以退高热，很快治愈朋友李金东的八岁小女脑炎惊风，去年此女又病脑膜脑炎，仍用羚羊角 10 克为主药，三剂衡通滋阴清燥汤愈之。

抓主证，主证即急惊风之高热致厥也。刺血速效者，邪热得以外泄，窍络得以畅通也。此理与大禹治水之理同，疏而导之之意也。羚羊角为高热惊风之要药，张锡纯、曹颖甫诸前贤论之甚详，其清热通络止痉之功甚伟也。

第八节 癫 痫

师承切要者，师承张锡纯先生儿科病"癫痫"论治之精要，以及笔者领悟与运用张先生之学说与临床的心得体会，力求切中要点。书中"赭石解""一味铁养汤"可用治此证。从整体出发，辨证论治，找出偏差为病在脑窍，涉及心、肝、脾、肾四脏。纠正偏差，临证可根据其不同证型，分证论治，临证用衡通法组方，视其所偏，师其用对证之方或对证之药一二味专攻其处，是为抓主证，又加补药为之佐使，是以邪去正气无伤损。药物编中之赭石、羚羊角、全蝎、蜈蚣、僵蚕、半夏、白术、生山药、朱砂、鸡内金解等，医论、医话编中皆有论及，读者宜细读之，博览群书，于无字句处读书，触类旁通，有是病用是方，有是证用是药，用于治疗现代医学之原发性癫痫与症状性癫痫。

《医学衷中参西录》书中原文

一味铁氧汤

治痫风及肝胆之火暴动，或胁疼，或头疼目眩，或气逆喘吐，上焦烦热，至一切上盛下虚之证皆可。用其汤煎药，又兼能补养血分。方用长锈生铁，和水磨取其锈，磨至水皆红色，煎汤服之。化学家名铁锈为铁氧，以铁与氧气化合而成锈也。其善于镇肝胆者，以其为金之余气，借金以制木也。其善治上盛下虚之证者，因其性重坠，善引逆上之相火下行。相火为阴中之火，与电气为同类，此即铁能引电之理也。其能补养血分者，因人血中原有铁锈，且取铁锈嗅之，又有血腥之气，此乃以质补质，以气补气之理。且人身之血，得氧气则赤，铁锈原铁与氧气化合，故能补养血分也。西人补血之药，所以有铁酒。

李静讲记

读张先生之书多年，明其用药之精要处，每用对证之药一二味来组方。气血瘀滞证显著，每用衡通汤、衡通散。偏热痰加白矾、硼砂，此从其舌红紫，痰白稠可看出。偏寒之痰，加姜半夏，此从其舌淡苔白润滑可看出。舌红紫苔薄，脉搏有力者，多为气滞痰结，每加生赭石以降痰涎。尤其是小儿初得之，单用赭石效果明显，而且小儿容易服下。此即小儿无明显气血瘀滞之证，用赭石降其痰涎即可，实亦张师之铁氧汤之意也。用柴胡加龙骨牡蛎汤，是师张先生之论龙骨牡蛎为化痰之神品之意，敛正而不敛邪之说。半夏治风寒之痰是张先生论常用自制半夏之意，实则掌握好剂量，用生半夏姜汤送下其效亦佳。沉寒痼疾之痰曾用自制巴豆霜，或径用生巴豆装入胶囊，每服一粒，慢慢加量，以大便变软为度。此中医与西医之不同处，也是中医之长处。即中医治此证当找出病因，祛除病因是也。

拙著《名医师承讲记》与《中医内科学讲记》书中癫痫论治中有诸多验案，读者可阅之，此处不再重复。

临证要点

临证多年经验，本病急性期发作当以治痰消风为要。标本兼治，常用西药者，仍继续服之，加中药以治本为主，健脾、利痰、活血化瘀、祛风通络、镇静安神、调其阴阳、平衡气血，因证制宜，自能祛除病根。

我治此证，每配合单方，化痰锐利之品治其标，汤药丸散缓治其本。早年读先贤张锡纯氏之《医学衷中参西录》一书，其中论治痰诸法颇为可取，效法用之，每收奇效。其论简而效，大约痰易辨，而寒热难辨。急证当辨其脉，寒痰其脉沉迟，兼有闭塞之象，吐痰白而清稀。简易方为点天突穴，手掐结喉令痰活动，喉痒作嗽，其痰出即苏醒。或配以干姜汤，生姜自然汁，或胡椒三钱煎汤灌之。热痰必气粗面红，主以生白矾二钱化水服之，或用硼砂四钱化水服之，较白矾更为稳妥。

案例辨析：

王姓男，出生后三月即病癫痫，每二三日即发作，数分钟即止，止后如常，医院检测脑电图为中度异常改变，经人介绍来诊。询其未曾服过何药，视其发育可，无他症，舌淡紫，苔薄，处以单方，一味生赭石研细末，每天用 10 克，用温水送服下。因此药无异味，降痰涎，镇冲气，故小儿宜服下，嘱其服用三月为一疗程。其家长予其服用一月，症状未再发作故未再来诊。二月后又来诊，诉服上方病不再发作，认为病已痊愈，故未再来复诊。前日又发作，再去医院检查，脑电图示已为轻度异常，证明前所服药一月有效故又来诊，此次主动要求再服两个月的药，后服二月，病愈。数年后随访未再发作。

释疑解难

余健楚：老师常说此证有衡通汤、衡通散适应证者，有适宜用柴胡加龙骨牡蛎汤加味者，又有偏于热痰用硼砂、白矾者，又有偏于风痰用虫类药如全蝎、蜈蚣者，还有偏于风寒之痰结适用生半夏与生南星者，更有只服单方如生赭石治愈者。然则如何掌握诸法的适度应用与运用先后呢？

李静：痫证，顽证也。临证多见久病并常服西药仍有发作者，医家均感棘手而病家又要求速效，杂药乱投。其不知年久之痫证，最为顽固，均为痰浊与气血瘀滞所致，聚散无常，发无定时。治法当以祛痰为要，用化痰理气息风镇痉之法。临床所见，痫发有轻重，病程久暂，因于病者体质强弱不同。多方验证，发作频繁，病情寒热虚实错杂者，当以柴胡加龙骨牡蛎汤加味用之比较顺手，随证加减。发作控制以后，逐渐减量。如常服西药之患者，用中药之时，切不可立即停药。常见病家服用某某医家之丸散丹药，停服原来所服西药导致频繁大发作，诚为痛心。若久病瘀血指征明显者，则主以血府逐瘀汤加味组方是为衡通汤、衡通散。调理气血，平衡阴阳，守方常服可治愈。

用柴胡加龙骨牡蛎汤加味者，此与打仗之需先清扫外围之敌同。寒热虚实错杂者，外围之敌也。气血瘀滞生风者，病机也。症情不复杂，辨证属气血瘀滞者，径用衡通汤、衡通散即可。虚者佐以补药，是为立于不败之地之法也。

何志干：外地来了一小孩，男，一岁半，其母代诉，自出生一个多月起，每在哭闹时即出现昏厥，手足抽搐，口唇青紫，几分钟后自然苏醒，每哭即发，传其舌象与面部照片过去，请师父指教其是否癫痫？

李静：做没做过脑电图？可考虑去做一个，有脑电图异常即可诊断，没有也可诊断，但有西医检测辨病，治疗时更有说服力，治好后有依据。此即现代中医必须面对的西医检测结果！现在看其面部色相应该有热，刚才看了一下，舌红紫，苔薄，小孩用药要考虑用不太苦的，大黄可不用，加羚羊角、赭石。

何志干：好的，弟子先处柴胡龙牡汤化裁，后让其去做脑电图。后来弟子细询其母，言在怀孕时心情不好，曾郁闷昏厥过，现考虑其小孩之病可能与此有关，再诊是否可用衡通法之意？

李静：可以，衡通法就是要用衡法来衡量之，找偏纠偏。此例属病根在肝的，肝风则痉厥发作，从舌辨之，其证属阴虚瘀热。

何志干：是也，看中医教材多是风痰为主，对气滞血瘀的认识不够，现在看这小孩舌苔不腻，舌质红紫，当为衡通滋阴清燥汤证。代赭石以前弟子不善用之，癫痫病孩今天才来复诊，上方是柴胡龙牡加地龙、代赭石、白茅根。其母述，药后有效，主要表现是昏厥后苏醒较原来快，且药后有时哭也不一定昏厥抽搐。刚才弟子辨证时他哭了一回，还是昏厥了过去，口唇紫黑，两手紧握，小便失禁，但无口吐白沫，约十几秒钟后自然苏醒，其脉弦数，但舌质没原来红紫了。苔薄，指纹紫，现于气关。前几天去县医院检查，因哭闹脑电图和 CT 均无法做，弟子现在请教师父，根据其母所述其怀孕时之忧郁和现在小孩所表现之症状，如为痫证，是否定有口吐白沫？如厥证之气厥是否如此？

李静：没有口吐白沫，但有意识丧失即属癫痫，气厥会有短时厥逆，但自己心里清楚明白，说不出话来，大多不会意识完全丧失，且发作后自己知道发病了，此是关键。癫痫之痉厥，发作时自己不知，他人告诉方知也。而小儿病后则不能表达，此即小儿病难辨难治之理。厥，乃痉厥也。若有高热，则为惊厥也。辨证求因，找出其病因。舌紫即属瘀热，则瘀热为病因，气机瘀滞是为病机，痉厥是病理，即结果也。予其用衡通汤合滋阴清燥汤，疏通气血，滋阴清热。动药轻用之，滋养药重用之，加赭石、牡蛎类。养阴清热通络安神散结法并用之方可。此病可愈，但若治根，使其不再发作仍需服药巩固之，最少需服三个月为一疗程。

何志干：师父好！今天刚看了一病人，邓成武，男，十九岁。其父代诉刚出生 40 天因发高烧，去医院留医，当时医院检查谓脑出血，因时隔甚远，当时其他诊断和用药不详，退烧后出院，其后生长发育，智力正常，直至十二岁时，出现每月二至三次的癫痫样发病，每次均昏厥，抽搐，口吐白沫，四五分钟后清醒，发病两个月后，去医院检查为小脑萎缩，并服用西药（药名不详），药后昏厥、抽搐发作停止，但几年来发觉其生长发育，智力差于同龄人，自觉手脚乏力，头晕，手足麻木，手足震颤，视其体形稍差于同龄人，面色苍白，脉弦细，传其舌片请教师父。

李静：此病之病根也在肝，舌边有缺损，舌紫尖有紫瘀点。舌边有缺损者，肝虚也。肝藏血，肝主筋，血虚则生风，风胜则厥逆。脉弦属气滞血瘀，细主血虚，故面色苍白。其小时有过脑出血，治愈后留有瘀血，故此证乃因瘀致虚，治用衡通益气汤加虫类药，如土鳖虫、蜈蚣类与赭石，三个月一疗程，也可制成散剂服。并需告知其舌边之缺失恢复，舌尖之紫斑散去方为病愈。

何志干：好的，弟子今天处方衡通益气汤加桑寄生、白芍、地龙、蜈蚣、阿胶。

李静：好！脉有力或滑者可加赭石，佐以补药方不伤正，久服病去是也。舌边有缺失者，瘀是病因，祛其瘀、益其气、养其血，其虚自复，其厥自能止，病自能愈。

第七章　肾脏病证

第一节　小儿水肿

师承切要者，师承张锡纯先生儿科病"小儿水肿"论治之精要，以及笔者领悟与运用张先生之学说与临床的心得体会，力求切中要点。书中"白茅根汤""表里分消汤"可用治此证。从整体出发，辨证论治，找出偏差为病变部位主要在肺、脾、肾，变证可涉及心肝。其病机可概括为"其标在肺，其制在脾，其本在肾"。纠正偏差，临证可根据其不同证型，分阳水、阴水论治。临证用衡通法组方，视其所偏，师其用对证之方或对证之药一二味专攻其处，是为抓主证，又加补药为之佐使，是以邪去正气无伤损。药物编中之白茅根、白芍、阿胶、生山药、鸡内金、滑石、生石膏、连翘、车前子、茯苓、黄芪、麻黄鲜等，医论、医话编中皆有论及，读者宜细读之，博览群书，于无字句处读书，触类旁通，有是证用是方，有是证用是药，用于治疗现代医学之急性肾小球肾炎、肾病综合征。

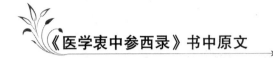

白茅根汤

治阴虚不能化阳，小便不利，或有湿热壅滞，以致小便不利，积成水肿。

白茅根（一斤，掘取鲜者，去净皮与节间小根，细切）

将茅根用水四大碗煮一沸，移其锅置炉旁，候十数分钟，视其茅根若不沉水底，再煮一沸，移其锅置炉旁，须臾视其根皆沉水底，其汤即成。去渣温服多半杯，日服五六次，夜服两三次，使药力相继，周十二时，小便自利。茅根鲜者煮稠汁饮之，则其性微凉，其味甘而且淡。为其凉也，故能去实火。为其甘也，故能清虚热。为其淡也，故能利小便。又能宣通脏腑，畅达经络，兼治外感之热，而利周身之水也。然必须如此煮法，服之方效。若久煎，其清凉之性及其宣通之力皆减，服之即无效矣。所煮之汤，历一昼夜即变绿色，若无发酵之味，仍然可用。

表里分消汤

麻黄三钱，生石膏、滑石各六钱，西药阿司匹林一瓦。将前三味煎汤，送服阿司匹林。若服药 1 小时后不出汗者，再服阿司匹林一瓦。若服后仍不出汗，还可再服，当以汗出为目标。

麻黄之性，不但善于发汗，徐灵胎谓能深入积痰凝血之中，凡药力所不到之处，此能无微不至，是以服之外透肌表，内利小便，水病可由汗、便而解矣。惟其性偏于热，似与水病之有热者不宜，故用生石膏以解其热。又其力虽云无微不至，究偏于上升，故又用滑石引之以下达膀胱，即其利水之效愈捷也。至用西药阿司匹林者，因患此证者，其肌肤为水锢闭，汗原不易发透，多用麻黄又恐其性热耗阴，阿司匹林善发汗，又善清热，故可用为麻黄之佐使，且其原质存于杨柳皮液中，原与中药并用无碍也。若汗已透，肿虽见消，未能痊愈者，宜专利其小便。

而利小便之药，以鲜白茅根汤为最效，或与车前并用，则尤效。

李静讲记

中医儿科学分型论治是为常法，师承张锡纯先生之论，病分阴阳表里寒热虚实是为变法。用对证之药一二味以攻病，从衡通法理念来衡量之，则诸法论治皆是为令其衡。风水相搏证，为风邪在表，张先生之表里分消汤可用。湿热内侵证，表里分消汤仍可用，重用清里之药即可，此即触类旁通之意也。肺脾气虚证属病在里阳气虚，故需辨其虚与瘀之程度，通其瘀，益其气，方用衡通益气汤。脾肾阳虚证，阳虚致瘀，方用衡通温通汤温通之，其效则速。水气上凌心肺之变证，属阳气虚致瘀，法用衡通益气温通汤，益其气，温其阳，通其瘀则可。邪陷心肝证，属湿热并重而致肝风内动，用衡通清肝消风汤。水毒内闭证，属浊邪壅塞三焦，气机升降失常，治用衡通馄饨通络汤。风寒湿热虚实夹杂且合并气血瘀滞者，则常用衡通汤与桂芍知母汤并用之。

衡通益气汤

当归、川芎、桃仁、红花、赤芍、柴胡、川牛膝、枳壳、桔梗、炙甘草、生地黄、炮山甲、三七粉（药汁送服下）各10克，人参、黄芪各12克，山萸肉、生山药各30克。水煎服，小儿酌量。

衡通温通汤

当归、川芎、桃仁、红花、赤芍、柴胡、川牛膝、枳壳、桔梗、炙甘草、生地黄、炮山甲、三七粉（药汁送服下）各10克，桂枝10克，白芍18克，黑附片12克，生姜12克，皂角刺12克。水煎服，小儿酌量。

衡通益气温通汤

当归、川芎、桃仁、红花、赤芍、柴胡、川牛膝、枳壳、桔梗、炙甘草、生地黄、炮山甲、三七粉（药汁送服下）各 10 克，人参、黄芪各 12 克，山萸肉、生山药各 30 克，桂枝 10 克，黑附片 10 克，生姜 12 克，皂角刺 12 克。水煎服，小儿酌量。

衡通清肝消风汤

当归、川芎、桃仁、红花、赤芍、柴胡、川牛膝、枳壳、桔梗、炙甘草、生地黄、炮山甲、三七粉（药汁送服下）各 10 克，羚羊角 6 克，滑石 30 克，土茯苓 30 克，大黄 6 克，连翘 18 克，白茅根 30 克。水煎服，小儿酌量。

衡通馄饨通络汤

当归、丹参、乳香、没药各 15 克，生薏苡仁 30 克，天花粉、地龙各 12 克，蜈蚣三条，附子、桂枝、炮山甲、三七各 10 克。水煎服，小儿酌量。

临证要点

此病西医检测辨病为急性肾小球肾炎简称急性肾炎，而肾病综合征简称肾病。而中医则需辨阴阳虚实，辨常证、变证。急性期多实证、阳证，慢病期多虚证、阴证。常证又为顺证，变证则多为逆证，阴阳虚实夹杂。故临证需找出偏差，从整体观念出发，辨证施治，用衡通诸汤之兼备法是为要点。

释疑解难

何志干：病急性肾炎，现代人每求诊于西医，用抗生素，重者用激素治之，久则形成慢性炎症。老师一直主张现代人皆有不同的气血瘀滞兼有所偏，辨证施用衡通诸汤论治，对慢性炎症之风寒湿热与虚实夹杂且合并气血瘀滞者，则常用衡通汤与桂芍知母汤并用之兼备法，然而，临证如何掌握其具体运用的要领呢？

李静： 小儿水肿与成人大致相同，不同者是小儿稚阴稚阳之体，易于变化是也。我所著之《名医师承讲记》与《中医内科学讲记》中尚有论述与病案辨析，读者宜参考之。

小儿水肿病在表者，张先生之表里分消汤治之极效。初病验舌苔，舌红苔白腻，脉浮数者则多属风湿热邪。舌淡苔白润，脉浮紧者，多属风寒湿邪。久病验舌质，结合病程之长短，治疗之经过，辨证论治方可。舌红嫩紫，苔薄或苔光者，多属阴虚瘀热，重用白茅根、白芍、生鸡内金、阿胶，是为张先生之用阴化阳，治阴虚不能化阳之法。其中白茅根、白芍性平味淡，非重用不能见功。舌尖有红紫斑点，舌紫苔白腻或黄腻厚者，属湿热并重气血瘀滞，疏通气血与清热祛湿药并用之方可。舌紫即属有瘀，舌淡紫苔白腻，舌尖有红紫斑点者，辨证属风寒湿热错杂，桂芍知母汤最为适用。舌淡明显者，桂枝、附子重用之。舌尖有红紫斑点者，知母、白芍重用之，或再加连翘、蝉蜕、白茅根，热重者加羚羊角。舌淡紫苔白腻多属湿重，加用滑石、土茯苓。舌紫，舌中有裂纹，或舌边有齿痕，舌尖边有凹陷缺陷者，多为因瘀致虚而损，每需合用衡通汤、衡通散，并需加补药佐用之。凡可攻可散者，即是为实。凡不可只用攻散者，便是虚证，或虚实夹杂。桂芍知母汤为治风寒湿热虚实夹杂之良方，临证视其所偏，随证加减，变通施治，伍以衡通汤、衡通散疏通气血，是为兼备法，实亦为立于不败之地之法也。

第二节　遗　尿

师承切要

　　师承切要者，师承张锡纯先生儿科病"遗尿"论治之精要，以及笔者领悟与运用张先生之学说与临床的心得体会，力求切中要点。书中"鸡内金解""一味薯蓣饮"用治此证。从整体出发，辨证论治，找出偏差为五脏不足，纠正偏差，临证可根据其不同证型，分别采取益肾充髓、补肾温阳、补气养血、温运脾阳等治则。亦可根据证情需要，给予脾肾并补之兼备法，临证用衡通法组方，视其所偏，师其用对证之方或对证之药一二味专攻其处，是为抓主证，又加补药为之佐使，是以邪去正气无伤损。药物编中之生山药、山萸肉、知母、龙骨、牡蛎、附子、黄芪、党参、白术、甘草、蝉蜕、鸡内金解等，医论、医话编中皆有论及，读者宜细读之，博览群书，于无字句处读书，触类旁通，有是证用是法，有是证用是药，治疗遗尿。

《医学衷中参西录》书中原文

鸡内金解

　　鸡内金：鸡之脾胃也，其中原含有稀盐酸，故其味酸而性微温，中有瓷、石、铜、铁皆能消化，其善化瘀积可知。《内经》谓"诸湿肿满，皆属于脾"，盖脾中多回血管，原为通彻玲珑之体，是以居于中焦以升降气化，若有瘀积，气化不能升降，是以易致胀满。用鸡内金为脏器疗法，若再与白术等分并用，为消化瘀积之要药，更为健补脾胃之妙品，脾胃健壮，益能运化药力以消积也。且为鸡内金含有稀盐酸，不但能消脾胃之积，无论脏腑何处有积，鸡内金皆能消之，是以男子痃癖、女之癥瘕，久久服之皆能治愈。又凡虚劳之证，其经络多瘀滞，加鸡内金于滋补药中，以化其经络之瘀滞而病始可愈。至以治室女月信一次未见者，尤为要药，盖以其能助归、芍以通经，又能助健补脾胃之药，多进饮食以生血也。

李静讲记

　　中医儿科学分型论治可视为常法，师承张锡纯先生论治是为变法。单纯肾气不固者易治，单纯肺脾气虚者亦易治，单纯肝经湿热者治之也不难。而临证所遇往往为肺脾肾俱虚致瘀夹肝经湿热之证者，此即现代人气血瘀滞阴虚瘀热者多之理。

　　于无字句处读书，触类旁通之。人体若衡则无病，失衡则病生。从衡通理念来衡量之，找出偏差，则肾气不固、脾肺气虚、肝经湿热诸证皆是为病因，导致气血瘀滞兼有所偏是病机，而遗尿则是为病理，即结果也。既明诸病因皆可令其失衡而致气血瘀滞，故疏通气血当为要务。用对证之药以攻病，佐以补药，故每用张先生擅用之药组方，每收佳效。

　　因此，久病必有瘀，故用衡通汤为基本方，脾肺气虚者，佐以参、芪、山药、山萸肉是为衡通益气汤，肾气不固者，加用生龙牡、枸杞，再伍以生鸡内金、露蜂房，则可敛涩定风。肝经湿热者，合用衡通滋阴清燥汤，则非苦寒药，性平味淡，主用滑石、白茅根、桑寄生清热祛湿，小儿易于服下。此即用疏通气血为主，佐以对证之药一二味以攻病，立于不败之地之兼备法也。

临证要点

临证辨之易者，用常法治之即可。辨之不易者，必有兼证，病久致瘀且虚者。凡舌紫即属有瘀，舌淡紫苔薄白即属脾肺气虚致瘀，脉细无力尺脉甚者肾气不固；舌红紫，舌尖有红紫斑点，苔白腻或黄腻则属湿热瘀滞。瘀滞轻兼有所偏者，通其瘀，补其虚，纠其偏愈之也速，瘀滞重且虚甚者愈之也缓是为要点。

案例辨析：

王姓女，八岁，患遗尿症久治未愈。经学生李洪波夫人介绍来诊。视其舌红紫，苔薄白且燥。辨证属肺脾肾阴阳两虚偏于阴虚瘀而燥，处以衡通益气汤加养阴固涩之生鸡内金、桑寄生、露蜂房、生龙牡，方用：

当归、川芎、桃仁、红花、赤芍、柴胡、川牛膝、枳壳、桔梗、炙甘草、生地黄、炮山甲、三七粉（药汁送服下）各6克，生鸡内金、露蜂房、党参、黄芪各12克，山萸肉、生山药各30克，桑寄生、生龙牡各18克，七剂，水煎服。此方服一周即效，服至三周病愈。

释疑解难

李洪波：我的侄子已十岁，一直尿床未能治愈。上二月经老师处方，一月即止，现仍在服药巩固。方药用的是衡通汤与此证之方中之生龙牡、山萸肉，还有蜂房。故介绍此女孩来诊，而此女孩用药与我侄子之药大致相同，并且多了山药、生鸡内金、桑寄生，此二例中之要点是什么？

李静：你侄子尿床已久，别无他病，乃气滞窍阻也。故用衡通汤加固涩通窍之方药则收效也速，仍主服药巩固者，病久瘀滞非短期可尽散也。此女孩之遗尿是肺脾肾阴阳两虚所致尿床，故当以滋阴养血补益肾

气合固涩为功，效后也曾嘱其需服药巩固之，此即瘀与瘀同，而虚与不
虚则不同也。

第三节 五迟、五软

师承切要

师承切要者，师承张锡纯先生儿科病"五迟、五软"论治之精要，以及笔者领悟与运用张先生之学说与临床的心得体会，力求切中要点。书中"十全育真汤""山药解""一味薯蓣饮"用治此证。从整体出发，辨证论治，找出偏差为先天禀赋不足，亦有属后天失于调养。纠正偏差，临证可根据其不同证型，分证论治。临证用衡通法组方，视其所偏，师其用对证之方或对证之药一二味专攻其处，是为抓主证，又加补药为之佐使，是以邪去正气无伤损。药物编中之生山药、熟地黄、山萸肉、茯苓、人参、黄芪、白术、鸡内金解等，医论、医话编中皆有论及，读者宜细读之，博览群书，于无字句处读书，触类旁通，有是证用是方，有是证用是药，用于治疗现代医学之脑发育不全、智力低下、脑性瘫痪、佝偻病。

《医学衷中参西录》书中原文

山药解

山药：色白入肺，味甘归脾，液浓益肾。能滋润血脉，固摄气化，宁嗽定喘，强志育神，性平可以常服多服。宜用生者煮汁饮之，不可炒用，以其含蛋白质甚多，炒之则其蛋白质焦枯，服之无效。若作丸散，

可轧细蒸熟用之（医方篇一味薯蓣饮后，附有用山药治愈之验案数则可参观）。

李静讲记

中医儿科学分此证为两型。肝肾亏损证治以补肾养肝，心脾两虚证治以健脾养心，补益气血是为常规论治之法，师承张锡纯先生论点，则需辨其为阴虚、阳虚、阴阳两虚之虚中夹瘀，治以通补并用之法。于无字句处读书，则此证虚多，故当以补益为主，佐以通瘀方可。补肝益肾之药不令滋腻，养心血益脾之药不致壅滞，此即用对证之药一二味以攻病，佐以通补之药之意，非尽可认为佐以补药之意也。用对证之药一二味以攻病，此证虚多，用对证之药补益之，佐以通药，即通补之意，触类旁通，于无字句处读书是也。

临证要点

治其虚，通其瘀，需论持久战方可，治慢性病辨证十分重要，辨证准确，守方则更为重要。

释疑解难

余楗楚： 此小儿差 2 个月 2 岁，是早产儿，36 周生，出生时 3 斤 9 两，有先天性鱼鳞病，祸不单行，生下近一个月时又得化脓性关节炎，后经西医手术治好了。从 6 个月开始，发现孩子发育迟缓，至今不能站立、说话、行走，智力落后，肌张力高，西医认为是脑瘫，开始给孩子做康复训练，可是孩子身体太弱，经常感冒发烧，治疗时断时续，效果不明显，看西医说是缺钙贫血，服西药 3 个月未见功效，从上个月开始求中医，在当地看过，服了 20 天中药，效果也不是很明显。请教老师，此证辨证论治的要点是什么？

李静：此证辨证不难，用药则难，求效则更难。故曰治病如打仗，用药如用兵，辨证如法官断案，处方如厨师烹调。辨证准确，用药精确，疗效才能确切。处方易，守方难。欲治此病者，需领悟岳美中老师书中所论其老师之慢性病之治法，辨证后，处以一方，守方服用了一年，治愈了肺结核病。病家每求速效而要求换方，医者则用换汤不换药之法应付之，终将其病治愈。医者若胸无定见，屡屡换方换药，慢病久病何时是愈期？书到用时方恨少，诚不我欺也。

第四节　维生素 D 缺乏性佝偻病

师承切要

　　师承切要者，师承张锡纯先生儿科病"维生素 D 缺乏性佝偻病"论治之精要，以及笔者领悟与运用张先生之学说与临床的心得体会，力求切中要点。书中"十全育真汤""一味薯蓣饮"方论可用治此证。从整体出发，辨证论治，找出偏差为先天禀赋不足，后天喂养失宜，脾肾虚亏所致。纠正偏差，临证可根据其不同证型，分证论治，临证用衡通法组方，视其所偏，师其用对证之方或对证之药一二味专攻其处，是为抓主证，又加补药为之佐使，是以邪去正气无伤损。药物编中之生山药、人参、白术、黄芪、茯苓、麦冬、五味、枸杞子、鸡内金解等，医论、医话编中皆有论及，读者宜细读之，博览群书，于无字句处读书，触类旁通，有是证用是方，有是证用是药，用于治疗中医学之汗证、五迟、五软、鸡胸、肾疳等疾病。

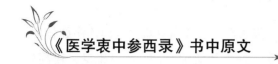

《医学衷中参西录》书中原文

十全育真汤

治虚劳，脉弦、数、细、微，肌肤甲错，形体羸瘦，饮食不壮筋力，或自汗，或咳逆，或喘促，或寒热不时，或多梦纷纭，精气不固。

野台参（四钱）、生黄芪（四钱）、生山药（四钱）、知母（四钱）、玄参（四钱）、生龙骨（四钱，捣细）、生牡蛎（四钱，捣细）、丹参（二钱）、三棱（钱半）、莪术（钱半）。

李静讲记

此证属阴阳两虚，肝脾肾气血俱虚而失衡。找出偏差，纠而正之。健脾则肾得所养，肾得养则肝旺得平，肝旺得平则脾自得健。因此，辨明肝脾肾之所偏，掌握好所偏之程度，用对证之药以纠偏，健脾可令肾气充而肝之气血易通则肝旺得平，肝旺得平则肝脾调亦为通。因此，师承张锡纯先生之阴阳两虚虚劳论治之法，即十全育真汤，能补助人身之真阴阳、真气血、真精神，故曰十全育真也。将先生之十全育真汤变通之，是为衡通育真汤。

衡通育真汤

生山药 30 克，生鸡内金、丹参、党参、黄芪各 12 克，白茅根、桑寄生、干地黄、山萸肉、枸杞各 24 克，小儿酌量用之。

临证要点

此病慢性营养缺乏是病因，脾虚肝旺证是肝强脾弱失衡，肾精亏损证则为由脾及肾,则肝脾肾失衡是病机。治其虚,通其瘀,需论持久战方可,治慢性病辨证十分重要,辨证准确,守方,补助人身之真阴阳、真气血、真精神是为要点。

释疑解难

曾泽林: 老师强调慢性病需论持久战极为重要,而临证每遇此类慢性病,屡屡更医,求效心切,往往不能遂愿。如何能让病家明此理,如何能让医家明此理,如何能让医患皆明其为何会病?为何会失衡?无疑是一件十分艰难的事情。

李静: 师承张锡纯先生衷中参西之理念,以中为主,衷中参西,用现代医学检测辨病,用中医辨病再辨证,无疑是中华医学之最佳!现代中医必须面对西医检测的结果,用中医之整体观念,辨证论治,找出偏差,纠而正之。中医辨治症状除,仍需用西医检测辨病法来验证之,此是不需争辩的事实。故用西医法辨病并无不可,师承张锡纯先生论,用西医法治其标,用中医法治其本,取其所长,补己所短,何乐而不为之?

附录一 李静衡通法方剂

衡通汤

当归、川芎、桃仁、红花、赤芍、柴胡、川牛膝、枳壳、桔梗、炙甘草、生地黄、炮山甲、三七粉（药汁送服下）各 10 克。气虚者可加人参、黄芪各 12 克，热加黄芩 10 克，黄连 3 克，寒加桂枝、黑附子各 12 克，有风证可加蝉蜕、地龙、全蝎各 10 克，蜈蚣 3 条，水煎服。

衡通散

当归、川芎、桃仁、红花、赤芍、柴胡、川牛膝、枳壳、桔梗、甘草各 10 克，炮山甲、三七粉各 20 克，每服 10 克，每日 2 次，重证日服 3 次。

衡通益气汤

当归、川芎、桃仁、红花、赤芍、柴胡、川牛膝、枳壳、桔梗、炙甘草、生地黄、炮山甲、三七粉（药汁送服下）各 10 克，人参、黄芪各 12 克，山萸肉、生山药各 30 克，水煎服。

衡通理冲汤

人参、黄芪、生鸡内金、三棱、莪术、白术、炮山甲、炙甘草各 10 克，三七粉（药汁送服下）10 克，知母、天花粉各 12 克，山萸肉 18 克，水煎服。

衡通理冲散

当归、川芎、桃仁、红花、赤芍、柴胡、川牛膝、枳壳、桔梗、甘草各 10 克，炮山甲、三七粉各 20 克，生鸡内金 40 克。

研粉，每服 10 克，每日 2 次，重证日服 3 次。

理冲散

生鸡内金 10 克，炮山甲 3 克，三七 5 克，生山药 10 克。

体不虚者，山药可不用。制散，每服 10 ～ 15 克，每日 2 次，重证可服 3 次。

衡通理阴汤

生山药、桑叶、桑椹、白茅根、生地黄、玄参、天冬、麦冬、枸杞、北沙参、白芍、山萸肉各 30 克，炙甘草 12 克，水煎服。

辨证有气血瘀滞者加用衡通散，每服 10 克，每日 2 次。

衡通理阴散

当归、川芎、桃仁、红花、赤芍、柴胡、川牛膝、枳壳、桔梗、甘草各 10 克，炮山甲、三七粉各 20 克，生鸡内金 40 克，葶苈子 20 克。

研粉，每服 10 克，每日 2 次，重证日服 3 次。

理阴散

生鸡内金 20，葶苈子 10 克，炮山甲 6 克，三七 5 克。

研粉，每服 10 克，每日 2 ～ 3 次。

衡通益气理阴化毒汤

当归、川芎、桃仁、红花、赤芍、柴胡、川牛膝、枳壳、桔梗、炙甘草、炮山甲、三七粉（药汁送服下）各 10 克，人参、黄芪各 12 克，山萸肉、生山药、生地黄、玄参各 30 克，生鸡内金 24 克，水煎服。

衡通滋阴汤

玄参 24 克，生地黄、白芍、白茅根、竹叶、紫草、生地榆各 30 克，丹参 15 克。

辨证有气血瘀滞者加用衡通散，每日 2 次，每服 10 克；热重者加羚羊角 10 克，水煎服。

衡通滋阴凉血汤

当归、川芎、桃仁、红花、赤芍、柴胡、川牛膝、枳壳、桔梗、炙甘草、炮山甲、三七粉（药汁送服下）各 10 克，玄参 24 克，丹参 15 克，紫草、生地榆、生地黄、白芍、白茅根、竹叶各 30 克，水煎服。

衡通滋阴清燥汤

滑石（布包煎）、生山药、白茅根各 30 克，生白芍 18 克，生鸡内金、丹参、炙甘草各 12 克，羚羊角丝 6 克。虚甚者山萸肉可加 30 克，水煎服。热重者滑石、白茅根重其量；腹泻重者重加生山药为 60 克或者 120 克；疼痛重者加重白芍为 30 克或 60 克或更多。

滋阴清燥消风汤

滑石、白茅根、桑寄生、土茯苓、生地黄、丹参、白芍各 24 克，蝉蜕、甘草各 10 克，羚羊角丝 6 克，小儿酌量，水煎服。

衡通滋阴消风汤

当归、川芎、桃仁、红花、赤芍、柴胡、川牛膝、枳壳、桔梗、炙甘草、炮山甲、三七粉（药汁送服下）各 10 克，生地黄、白芍各 30 克，玄参 24 克，蝉蜕 10 克，蛇蜕 3 克，水煎服。

衡通活血消风汤

当归、川芎、桃仁、红花、赤芍、柴胡、川牛膝、枳壳、桔梗、炙甘草、炮山甲、三七粉（药汁送服下）各10克，蝉蜕10克，白鲜皮30克，黄芩10克，大黄6克，生地黄、白蒺藜各30克，水煎服。

衡通凉血消风汤

当归、川芎、桃仁、红花、赤芍、柴胡、川牛膝、枳壳、桔梗、甘草、三七粉（药汁送服下）各10克，羚羊角6克，生地黄、生石膏、白茅根、紫草、升麻、生地榆各30克，蝉蜕10克，水煎服。

衡通养血消风汤

桑叶、桑椹、桑寄生、忍冬藤、生地黄、玄参各18克，羚羊角丝3克，丹参、知母各12克，白茅根30克，黄芪10克，蝉蜕6克，水煎服。

衡通润燥消风汤

当归、川芎、桃仁、红花、赤芍、柴胡、川牛膝、枳壳、桔梗、炙甘草、炮山甲、三七粉（药汁送服下）各10克，蝉蜕、炒僵蚕、全蝎各10克，生地黄、乌梢蛇、大胡麻各30克，水煎服。

消风散

白鲜皮9克，黄芩6克，大黄3克。研末送服，每服6～9克，每日2～3次。

衡通消风散

当归、川芎、桃仁、红花、赤芍、柴胡、川牛膝、枳壳、桔梗、甘草各10克，炮山甲、三七粉、黄芩、白鲜皮、大黄各10克，研末送服，每服10克，每日2～3次。

衡通活血生发散

当归、川芎、桃仁、红花、枳壳、川牛膝、赤芍、柴胡、桔梗、甘草、生大黄各10克，生赭石20克，制为散，每服6～9克，每日2次，温开水送服，体实者日服3次。

柏叶当归生发散

侧柏叶20克，当归10克，研末，每日分2～3次服，温开水送下。

凉血化瘀生发散

侧柏叶、生鸡内金各等分研末，每服10克，每日2～3次。

衡通消斑汤

当归、川芎、桃仁、红花、赤芍、柴胡、川牛膝、枳壳、桔梗、炙甘草、炮山甲、三七粉（药汁送服下）各10克，生地黄、桑叶、桑椹、天冬、山萸肉各30克。

舌红尖有红斑者可加羚羊角、白茅根。急躁易怒加连翘，舌淡苔薄白滑属风重，可加全蝎10克、蜈蚣3条。舌淡苔白润滑者为偏寒之风，可加桂枝、黑附子各12克，白蒺藜30克，水煎服。

衡通清毒汤

当归、川芎、桃仁、红花、赤芍、柴胡、川牛膝、枳壳、桔梗、炙甘草、生地黄、炮山甲、三七粉（药汁送服下）各10克，金银花、生石膏、白茅根、滑石、升麻各30克，连翘12克，羚羊角6克，水煎服。

散毒汤

炮山甲、瓜蒌皮、皂角刺各12克，三七粉（药汁送服下）10克，瓜蒌仁（打碎）、天花粉各18克，羚羊角丝6克，金银花、白茅根、蒲公英各 30 克，水煎服。

鸦胆子仁 50 粒，装入空心胶囊内，分两次吞服。

衡通散毒汤

当归、川芎、桃仁、红花、赤芍、柴胡、川牛膝、枳壳、桔梗、炙甘草、生地黄、三七粉（药汁送服下）各 10 克，炮山甲、皂角刺、瓜蒌皮各 12 克，瓜蒌仁（打碎）、天花粉各 18 克，羚羊角丝 6 克，金银花、蒲公英各 30 克，白茅根 60 克，水煎服。

鸦胆子仁 50 粒，装入空心胶囊内，分两次吞服。

衡通馄饨散毒汤

当归、川芎、桃仁、红花、赤芍、柴胡、川牛膝、枳壳、桔梗、炙甘草、生地黄、炮山甲、三七粉（药汁送服下）各 10 克，皂角刺 18 克，大蜈蚣 3 条，鸦胆子 30 粒装胶囊吞服，天花粉、黑附片各 12 克，桂枝 10 克，水煎服。

衡通化瘀散毒汤

当归、川芎、桃仁、红花、赤芍、柴胡、川牛膝、枳壳、桔梗、炙甘草、生地黄、炮山甲、三七粉（药汁送服下）各 10 克，乳香、没药各 10 克，皂角刺 12 克，大黄 6 克，天花粉 18 克，水煎服。

衡通解毒汤

当归、川芎、桃仁、红花、赤芍、柴胡、川牛膝、枳壳、桔梗、炙甘草、生地黄、炮山甲、三七粉（药汁送服下）各 10 克，黄连 6 克，黄芩、黄柏、栀子各 10 克，大黄 3 克，水煎服。

衡通五味解毒汤

黄连 6 克，黄芩 10 克，黄柏 10 克，栀子 10 克，大黄 3 克，水煎服。

衡通馄饨解毒汤

当归、川芎、桃仁、红花、赤芍、柴胡、川牛膝、枳壳、桔梗、炙甘草、生地黄、炮山甲、三七粉（药汁送服下）各10克，党参、黄芪、生山药、山萸肉、升麻、白头翁、滑石（布包煎）、生石膏各30克，附子、桂枝各12克，水煎服。

衡通清肝汤

当归、川芎、桃仁、红花、赤芍、柴胡、川牛膝、枳壳、桔梗、炙甘草、炮山甲、三七粉（药汁送服下）各10克，白茅根、夏枯草、蒲公英、金银花、紫草各30克，连翘12克，羚羊角丝6克，水煎服。

衡通清肝解毒汤

当归、川芎、桃仁、红花、赤芍、柴胡、川牛膝、枳壳、桔梗、生地黄、甘草、炮山甲、三七粉（药汁送服下）各10克，大黄、羚羊角丝各6克，白茅根、金银花、滑石（布包煎）、土茯苓各30克，连翘18克，水煎服。

衡通强肝汤

当归、川芎、桃仁、红花、赤芍、柴胡、川牛膝、枳壳、桔梗、炙甘草、炮山甲、三七粉（药汁送服下）各10克，党参、黄芪、生地黄、麦冬、山萸肉各30克，水煎服。

衡通清肝消风汤

当归、川芎、桃仁、红花、赤芍、柴胡、川牛膝、枳壳、桔梗、炙甘草、生地黄、炮山甲、三七粉（药汁送服下）各10克，羚羊角6克，滑石（布包煎）、白茅根、土茯苓各30克，大黄6克，连翘18克，水煎服。

衡通湿毒汤

当归、川芎、桃仁、红花、赤芍、柴胡、川牛膝、枳壳、桔梗、炙甘草、生地黄、炮山甲、三七粉（药汁送服下）各10克，滑石、土茯苓、白花蛇舌草各30克，虎杖、贯众各20克，水煎服。

衡通扫毒汤

当归、川芎、桃仁、红花、赤芍、柴胡、川牛膝、枳壳、桔梗、炙甘草、生地黄、三七粉（药汁送服下）各10克，炮山甲、皂角刺各12克，生大黄10克，天花粉18克，水煎服。

衡通托毒汤

当归、川芎、桃仁、红花、赤芍、柴胡、川牛膝、枳壳、桔梗、炙甘草、生地黄、三七粉（药汁送服下）各10克，黄芪30克，炮山甲、皂角刺各12克，天花粉18克，大蜈蚣3条，水煎服。

衡通馄饨散毒托毒汤

当归、皂角刺各20克，天花粉、黄芪各18克，炮山甲12克，三七粉（药汁送服下）10克，黑附片、桂枝、人参各10克，山萸肉30克，玄参24克，云茯苓、金银花各30克，大蜈蚣3条，水煎服。

清热通络汤

当归、丹参各15克，炙甘草、乳香、没药各10克，生地黄、玄参、生白芍、金银花各30克，连翘12克，白茅根、生石膏各60克，羚羊角丝6克，水煎服。

衡通清热通络汤

当归、川芎、桃仁、红花、赤芍、柴胡、川牛膝、枳壳、桔梗、炙甘草、炮山甲、三七粉（药汁送服下）各10克，羚羊角丝3克，生地黄、桑枝、丝瓜络、白茅根、白芍各 30 克，地龙 12 克，水煎服。

衡通通络湿毒汤

当归、丹参各 15 克，乳香、没药各 10 克，薏苡仁、丝瓜络、忍冬藤、滑石、土茯苓各 30 克，水煎服。

衡通定风汤

当归、川芎、桃仁、红花、赤芍、柴胡、川牛膝、枳壳、桔梗、炙甘草、生地黄、炮山甲、三七粉（药汁送服下）各 10 克，炒僵蚕 10 克，全蝎 10 克，大蜈蚣 3 条。

证偏热加蝉蜕、地龙各 10 克，羚羊角丝 6 克；证偏风寒重加乌梢蛇 30 克，水煎服。

衡通散结汤

当归、川芎、桃仁、红花、赤芍、柴胡、川牛膝、枳壳、桔梗、炙甘草、生地黄、三七粉（药汁送服下）各 10 克，炮山甲 12 克，皂角刺 12 克，炒僵蚕 10 克，全蝎 10 克，生鸡内金 18 克，蜈蚣 3 条。

瘀滞重者加蛇蜕 6 克、生水蛭 10 克；虚加人参、黄芪各 12 克。寒加桂枝、附子各 12 克，水煎服。

衡通益气散结汤

当归、川芎、桃仁、红花、赤芍、柴胡、川牛膝、枳壳、桔梗、炙甘草、生地黄、炮山甲、三七粉（药汁送服下）各 10 克，人参、黄芪各 12 克，山萸肉、生山药各 30 克，皂角刺 12 克，炒僵蚕、全蝎各 10克，水煎服。

衡通益气通结汤

当归、川芎、桃仁、红花、赤芍、柴胡、川牛膝、枳壳、桔梗、炙甘草、生地黄、炮山甲、三七粉（药汁送服下）各 10 克，人参、黄芪各 12 克，山萸肉、生山药、生龙骨、生牡蛎各 30 克，皂角刺、生鸡内金各 18 克，水煎服。

衡通温通散结汤

当归 15 克，丹参 15 克，乳香 15 克，没药 15 克，川牛膝 30 克，皂角刺 30 克，炮山甲 12 克，三七末 10 克（药汁送服下），水煎服。

衡通清毒散结汤

当归、川芎、桃仁、红花、赤芍、柴胡、川牛膝、枳壳、桔梗、炙甘草、炮山甲、三七粉（药汁送服下）各 10 克，白茅根、夏枯草、蒲公英、金银花、紫草各 30 克，皂角刺、连翘各 12 克，大蜈蚣 3 条，水煎服。

衡通通络散结汤

当归、丹参、乳香、没药各 15 克，皂角刺 50 克，炮山甲（打碎）12 克，黄芪 30 克，黑附片 12 克，三七粉（药汁送服下）10 克，党参 18 克，三棱、莪术各 10 克，瘀血坚甚加生水蛭 10 克，水煎服。

衡通馄饨通络汤

当归、丹参、乳香、没药各 15 克，生薏苡仁 30 克，天花粉、地龙各 12 克，蜈蚣 3 条，黑附子、桂枝、炮山甲、三七各 10 克，水煎服。

衡通回阳汤

当归、川芎、桃仁、红花、赤芍、柴胡、川牛膝、枳壳、桔梗、炙甘草、生地黄、炮山甲、三七粉（药汁送服下）各 10 克，桂枝、黑附片、红人参、生姜各 12 克，山萸肉 60 克，水煎服。

衡通温通汤

当归、川芎、桃仁、红花、赤芍、柴胡、川牛膝、枳壳、桔梗、炙甘草、生地黄、炮山甲、三七粉（药汁送服下）各 10 克，桂枝 10 克，白芍 18 克，黑附片 12 克，生姜 12 克，皂角刺 12 克，水煎服。

益气温通汤

当归、皂角刺各 20 克，黄芪 30 克，炮山甲 12 克，三七粉（药汁送服下）10 克，桂枝、黑附片各 12 克，云茯苓、党参、山萸肉各 30 克，水煎服。

衡通益气温通汤

当归、川芎、桃仁、红花、赤芍、柴胡、川牛膝、枳壳、桔梗、炙甘草、生地黄、炮山甲、三七粉（药汁送服下）各 10 克，人参、黄芪各 12 克，山萸肉、生山药各 30 克，桂枝、黑附片各 10 克，生姜、皂角刺各 12 克，水煎服。

衡通清肺饮

当归、川芎、桃仁、红花、赤芍、柴胡、川牛膝、枳壳、桔梗、生地黄、炮山甲、三七粉（药汁送服下）各 10 克，羚羊角 6 克，生石膏、白茅根各 30 克，知母、连翘各 18 克，蝉蜕、甘草各 10 克，薄荷（后下）6 克，水煎服。

衡通陷胸汤

当归、川芎、桃仁、红花、赤芍、柴胡、川牛膝、枳壳、桔梗、炙甘草、生地黄、炮山甲、三七粉（药汁送服下）各 10 克，黄连 3 克，瓜蒌皮 12 克，瓜蒌仁（打碎）18 克，半夏 10 克，水煎服。

衡通荡胸汤

当归、川芎、桃仁、红花、赤芍、柴胡、川牛膝、枳壳、桔梗、炙甘草、生地黄、炮山甲、三七粉（药汁送服下）各 10 克，瓜蒌皮 12 克，瓜蒌仁（打碎）、土茯苓、滑石（布包煎）各 30 克，半夏、竹茹各

18 克，黄连 6 克，水煎服。

衡通馄饨泻心汤

红参、黄芩、炙甘草、半夏、附片、桂枝、生姜各 10 克，黄连、干姜、大黄各 3 克，水煎服。

衡通止痛汤

当归、川芎、桃仁、红花、赤芍、柴胡、川牛膝、枳壳、桔梗、生地黄、乳香、没药、三七粉（药汁送服下）各 10 克，炮山甲、皂角刺各 12 克，生白芍、炙甘草、山萸肉各 30 克，水煎服。

衡通镇痛汤

当归、川芎、桃仁、红花、赤芍、柴胡、川牛膝、枳壳、桔梗、生地黄、乳香、没药、三七粉（药汁送服下）各 10 克，炮山甲、皂角刺各 12 克，生白芍、炙甘草、代赭石、桑寄生、山萸肉各 30 克，水煎服。

衡通止血汤

当归 30 克，黄芪 30 克，桑叶 30 克，生地黄 30 克，白芍 30 克，生山药 30 克，山萸肉 30 克，三七粉（药汁送服下）10 克。热重加羚羊角 6～10 克，出血重加藏红花 10 克，水煎服。

衡通固阴止血汤

生地黄、玄参各 24 克，麦冬、阿胶、白芍各 18 克，羚羊角丝 3 克，生山药、山萸肉、怀牛膝、生赭石各 30 克，水煎服。

衡通清经止血汤

生地榆、白头翁、怀牛膝、生赭石、白芍、白茅根各 30 克，羚羊角丝 6 克，水煎服。

衡通骨刺汤

当归、川芎、桃仁、红花、赤芍、柴胡、川牛膝、枳壳、桔梗、生地黄、炮山甲、三七粉（药汁送服下）各10克，生白芍、炙甘草、皂角刺、怀牛膝各30克，木瓜12克，杜仲20克，水煎服。

衡通镇冲汤

当归、川芎、桃仁、红花、赤芍、柴胡、川牛膝、枳壳、桔梗、炙甘草、炮山甲、三七粉（药汁送服下）各10克，生地黄、生赭石、山萸肉、枸杞、生白芍、怀牛膝、生龙骨（打碎）、生牡蛎（打碎）各30克，广地龙12克，水煎服。

衡通滋阴镇冲汤

生地黄、紫草、生地榆、白芍、白茅根、竹叶各30克，玄参24克，丹参15克，赭石45克。

辨证有气血瘀滞者加用衡通散，每日2次，每服10克。热重者加羚羊角10克，水煎服。

衡通起痿汤

当归、川芎、桃仁、红花、赤芍、柴胡、川牛膝、枳壳、桔梗、炙甘草、生地黄、炮山甲、三七粉（药汁送服下）各10克，桂枝、地龙各10克，蜈蚣3条，生黄芪30～120克，水煎服。

衡通止咳汤

牛蒡子（炒捣）、蝉蜕、川贝母、炙甘草、全蝎各10克，桔梗12克，生黄芪15克，生山药、白茅根、生石膏各18克，水煎服。

衡通黄芪止咳汤

黄芪、杏仁、浙贝母、炙甘草各10克，知母、桔梗各12克，生山药、生石膏、白茅根各 18 克，麻黄、牛蒡子、蝉蜕、炮山甲各 6 克，小儿酌量，水煎服。

通结散

炮山甲、三七等分研末，每服 6 ～ 10 克，每日 2 ～ 3 次。

定风散

蛇蜕 5 克，乌蛇 10 克，研末，每服 6 ～ 10 克，日服 2 ～ 3 次。

化瘀散结散

蝉蜕、炒僵蚕、全蝎各等分研末，每服 3 ～ 6 克，日服 2 ～ 3 次。

神效鼻咽定

蝉蜕、全蝎、蜈蚣、炮山甲各等分研末，每服 3 ～ 6 克，日服 2 ～ 3 次。

衡通益气固冲汤

人参 12 克，黄芪 18 克，山萸肉、龙眼肉、生山药各 30 克，阿胶 18 克，生龙骨、生牡蛎各 24 克，水煎服。有瘀滞者合用衡通散，每服 6 ～ 10 克，每日 2 次。

衡通益气归脾汤

人参 12 克，黄芪 18 克，山萸肉、生山药、龙眼肉各 30 克，白术 10 克，生龙骨、生牡蛎各 24 克，水煎服。衡通散每服 6 ～ 10 克，每日 2 次。

衡通固肾汤

人参 12 克，黄芪 18 克，山萸肉、生山药、熟地黄各 30 克，五味子、菟丝子各 10 克，阿胶、白芍各 18 克，黑附子 12 克，水煎服。衡通散每服 6～10 克，每日 2 次。

衡通固阴汤

生地黄、玄参各 24 克，麦冬、阿胶、白芍各 18 克，生山药、山萸肉各 30 克，羚羊角丝 3 克，水煎服。衡通散每服 6～10 克，每日 2 次。

衡通清经汤

生地榆、白头翁、白芍、白茅根各 30 克，羚羊角丝 6 克，水煎服。衡通散每服 6～10 克，每日 2 次。

衡通清散汤

生地黄、白茅根、夏枯草各 30 克，连翘 18 克，羚羊角丝 3 克，水煎服。衡通散每服 6～10 克，每日 2 次。

衡通补元汤

生鸡内金、炙甘草、人参各 12 克，山萸肉、熟地黄、枸杞子、生山药各 30 克，杜仲 18 克，水煎服。每日 2 次，温开水送下，衡通散每服 6～10 克。

衡通养血汤

人参、黄芪、生鸡内金、炙甘草、丹参各 12 克，鸡血藤、阿胶各 18 克，熟地黄、生山药、山萸肉、枸杞各 30 克，水煎服。每日 2 次，温开水送下，衡通散每服 6～10 克。

衡通温经汤

生鸡内金、黑附子、桂枝、生姜、炙甘草各 12 克，杜仲、鸡血藤、怀牛膝各 18 克，水煎服。每日 2 次，温开水送下，衡通散每服 6～10 克。

衡通温通汤

当归、川芎、桃仁、红花、赤芍、柴胡、川牛膝、枳壳、桔梗、炙甘草、生地黄、炮山甲、三七粉（药汁送服下）各10克，桂枝10克，白芍18克，黑附片、生姜、皂角刺各12克，水煎服。

衡通补肝益肾汤

生地黄、玄参、桑椹、山萸肉、枸杞子、桑寄生各24克，白芍、丹参、白茅根、生山药各18克，生山楂、炙甘草各12克，水煎服。

衡通化痰汤

当归、川芎、桃仁、红花、赤芍、柴胡、川牛膝、枳壳、桔梗、炙甘草、生地黄、炮山甲、三七粉（药汁送服下）各10克，白茯苓30克，半夏、黑附片、生姜各12克，陈皮6克，水煎服。

衡通馄饨止血汤

人参、白术、附子、桂枝、当归各12克，山萸肉、黄芪、生地黄、阿胶、海螵蛸、桑叶、白芍各18克，茯苓、山药、生龙骨、生牡蛎各30克，水煎服，三七粉（药汁送服）10克。

衡通益气回阳固脱汤

山萸肉60克，熟附片（先煎半小时）30克，煅龙骨（先煎）30克，煅牡蛎（先煎）30克，党参、黄芪、阿胶（化服）各30克，桂枝、生姜各12克，三七粉（药汁送服下）10克，水煎服。舌红苔薄有阴虚征象者，加麦冬、生地黄各30克，舌红紫有瘀斑者属血瘀，加当归15克，水煎服。

衡通益气固本止崩汤

山萸肉60克，熟附片10克，煅龙骨（先煎）30克，煅牡蛎（先煎）30 克，党参、黄芪、麦冬、生地黄、阿胶、生山药、白术各 30 克，三七粉（药汁送服下）10 克，水煎服。舌红紫有瘀斑者属血瘀，加当归 15 克，水煎服。

衡通固冲止血汤

当归、黄芪、桑叶、生地黄、白芍、生山药、山萸肉各 30 克、三七粉（药汁送服下）10 克，煅龙骨、煅牡蛎各 30 克。气虚加人参 12 克，血虚加阿胶（化服）30 克，脾虚加白术 30 克，阳虚加黑附子 12 克，热重加羚羊角 6～10 克，出血重加藏红花 10 克，水煎服。

衡通通结汤

生白芍 90 克，炮山甲、枳实各 12 克，白茅根 60 克，生山楂、玄参、桑寄生、桑叶、丹参各 30 克，天花粉、生鸡内金各 18 克，水煎服。

衡通益气健脾汤

滑石（布包煎）、生白芍、炙甘草、人参、白术各 12 克，生山药、茯苓、生薏苡仁各 30 克，水煎服。

衡通平肝汤

滑石（布包煎）、炙甘草、鸡内金、白术各 12 克，生山药 30 克，山萸肉、生白芍各 18 克，水煎服。

衡通温阳汤

附片、人参、桂枝、白术、茯苓、白芍、炙甘草各 12 克，胡桃肉、生山药各 30 克，生姜 10 克，水煎服。

衡通理痰汤

当归、川芎、桃仁、红花、赤芍、柴胡、川牛膝、枳壳、桔梗、炙甘草、生地黄、炮山甲、三七粉（药汁送服下）各 10 克，半夏、皂角刺、滑石各 18 克，茯苓 30 克，水煎服。

衡通清热散结汤

当归、川芎、桃仁、红花、赤芍、柴胡、川牛膝、枳壳、桔梗、炙甘草、生地黄、炮山甲、三七粉（药汁送服下）各 10 克，金银花、连翘、皂角刺各 18 克，水煎服。

衡通化瘀散结汤

当归、川芎、桃仁、红花、赤芍、柴胡、川牛膝、枳壳、桔梗、生地黄、乳香、没药、炙甘草、三七粉（药汁送服下）各 10 克，炮山甲、皂角刺各 12 克，丹参 15 克，蜈蚣 3 条，壁虎 6 克，水煎服。

衡通安神汤

龙骨、牡蛎、赭石各 30 克，枣仁、柏子仁、山萸肉各 24 克，柴胡、枳壳、黄芩、半夏、炙甘草各 10 克，黄连 6 克，白芍、竹茹各 18 克，水煎服。

衡通滋阴止带汤

生地黄、玄参各 24 克，麦冬、阿胶、白芍各 18 克，黄连、羚羊角丝各 3 克，生山药、山萸肉、生龙骨、生牡蛎、生赭石各 30 克，水煎服。

衡通养阴定风汤

羚羊角丝 10 克，生地黄、玄参、白芍、赭石、白茅根、桑叶各 30 克，竹茹 18 克，川贝母、蝉蜕、地龙各 10 克，水煎服。

衡通化痰定风汤

羚羊角丝 10 克，生石膏、生地黄、玄参、白芍、赭石、白茅根、桑叶各 30 克，竹茹 18 克，川贝母、蝉蜕、地龙、全蝎各 10 克，大蜈蚣 3 条，水煎服。

衡通滋阴清火汤

滑石（布包煎）、生山药、生地黄、竹叶、白茅根各 30 克，知母、生白芍各 18 克，生鸡内金 12 克，羚羊角丝、栀子、黄芩、生甘草各 6 克，黄连 3 克，水煎服。

衡通滋阴解毒汤

滑石（布包煎）、生山药、白茅根各 30 克，知母、生白芍各 18 克，羚羊角丝、栀子、黄芩、黄柏、生甘草各 6 克，黄连 3 克，水煎服。

衡通滋阴清热散结止痛汤

生地黄、枸杞、桑寄生、白茅根、白芍、炙甘草、生山药、白头翁各 30 克，乳香、没药各 10 克，水煎服。

衡通育真汤

生山药 30 克，生鸡内金、丹参、党参、黄芪各 12 克，白茅根、桑寄生、干地黄、山萸肉、枸杞各 24 克，水煎服，小儿酌量。

衡通四象汤

当归、川芎、桃仁、红花、赤芍、柴胡、川牛膝、枳壳、桔梗、炙甘草、生地黄、炮山甲、三七粉（药汁送服下）各 10 克，葶苈子 18 克，滑石（布包煎）、生鸡内金各 24 克，水煎服。

四象散

炮山甲 3 克，滑石 6 克，葶苈子 6 克，生鸡内金 12 克。制为散，每服 6 ～ 10 克，每日 2 次，重证日 3 次。

衡通四象散

衡通散与四象散等分用之，用量视其体质与病情需要，斟酌运用，或衡通二四象一，或衡通一四象二。用药不可拘于量，当以胜病为准，宜与病机息息相符为要。

一味消风散

蝉蜕研末，每服 3 ～ 6 克，每日 2 ～ 3 次。

衡通清凉消风汤

白茅根、生石膏、滑石、桑寄生各 30 克，蝉蜕、甘草各 10 克，丹参 12 克，水煎服，小儿酌量。

衡通白虎汤

白茅根、生石膏各 45 克，羚羊角丝 10 克，党参、滑石、丹参、桑寄生各 30 克，蝉蜕、甘草各 10 克，水煎服，小儿酌量。

衡通增液汤

北沙参、生地黄、麦冬、桑椹、白茅根、桑寄生、生山药各 30 克，水煎服，小儿酌量。

衡通承气汤

白茅根、生石膏各 45 克，党参、生山药、炒瓜蒌仁（打碎）、滑石（布包煎）各 30 克，知母 18 克，羚羊角丝、甘草各 10 克，水煎服，小儿酌量。

衡通滋阴通络散结汤

羚羊角丝、三七粉（药汁送服下）、炮山甲、蝉蜕 6 克，桑寄生、皂角刺、茯苓、丹参、桑叶各 12 克，白茅根 18 克，滑石（布包煎）、生山药、生薏苡仁各 15 克，车前子（布包煎）、黄芪、生鸡内金各 10 克，当归 6 克，水煎服，小儿酌量。

衡通理阴消积汤

白茅根、生山药各 18 克，桑寄生、葶苈子、生鸡内金、丹参各 12 克，炮山甲、三七粉（药汁送服下）各 6 克，小儿酌量，水煎服。

附录二　医案医话

答马来西亚会员余文庆之小儿咳喘

李医师，您好：

我是来自马来西亚的会员，有一关于小儿的问题想请教。近来小儿晚上睡觉都会喘，入睡前不喘，平时也不喘。最近这里的天气晚上比较冷，小儿白天没事，就在晚上睡觉才会喘。有点咳，咳声像是有痰在肺，吐出来的痰是白色的，痰不多，痰里没什么口水。喘而不能入睡。小儿今年七岁，瘦小，体重 20 千克。恳请医师帮忙。有什么中医药方可改善小儿体质。若资料不足，请李医师告知，谢谢！

李静答曰：咳喘首辨外感、内伤。外感咳嗽多为新病，起病急，病程短，常伴肺卫表证。内伤咳嗽，多为久病，常反复发作，病程长，可伴他脏见证。次辨证候虚实，外感咳嗽一般均属邪实，以风寒、风热、风燥为主。

近来小儿晚上睡觉都会喘，入睡前不喘者，脾肺气虚也。晚间属阴，故属阴虚之体复感外寒是也。此即小儿平时不喘，晚上气温比较低所致也。

有点咳，咳声像是有痰在肺，吐出来的痰是白色的，痰不多，痰里没什么口水。喘，不能入睡者，脾虚在先也。小儿今年七岁，瘦小，体重 20 千克即是脾虚。肺气虚感寒，而导致肺气闭在后所致也。

中医认为脾属土，肺属金。五行相生土生金，故脾虚则肺气必虚，抵抗力必差，感寒则致肺气闭不得宣泄是也。

体不虚者之外感风寒，宣肺解表可也。而此小儿肺脾俱虚，虚不任表散是也。然肺气之闭又需宣散，故治当考虑肺脾之虚在内，用扶正祛邪法方可。

痰白不多是虚寒，喘者肺气逆也。宣其肺闭，补其脾土，益其肺金方可。

宣肺者，三拗汤；补脾虚者，生山药；益肺气者，黄芪。晚间咳喘属阴，故用附子、桂枝固阳益卫，再用生石膏、知母清热滋肺之阴以兼制桂、附、黄芪之热，桔梗化痰，方名衡通益气止咳汤：

麻黄5克，杏仁、炙甘草、桔梗、黄芪、知母各10克，生石膏15克，生山药30克，黑附子、桂枝各6克，生姜2片。二剂，水煎服。

衡通者，通而求衡，衡法圆通是也。现代人多阴虚偏热、偏燥者，且又以先有燥、热，复受风寒者为多。故用麻、杏、草之三拗汤治其外寒，桂附助其阳气，且此数味皆能宣肺止咳平喘。黄芪、山药补其肺气，石膏、知母清热滋阴，桔梗、炙甘草肃肺化痰。

等其咳嗽喘止，再用调理脾肺之法，增进其体质，方可耐寒，是为增强抵抗力，实则是治本也。

扁桃体之炎症是怎样炼成的

现在扁桃体炎症病孩极多，现代医学每用抗生素治之，或用手术摘除之，此皆是为治标。为何会产生此证？用抗生素为何有效有不效？有效为何仍然会复发？中医为何能够根治？

抗生素是治其标，只能消炎。炎症者，红肿热痛也。

然，为何会发炎？用抗生素只能消炎，却不能消治为何发炎，即是此理。故用抗生素治此炎症，相当于割韭菜，隔不多久还会长出来，病根未消除是也。

病根何在？前面的论文中已经说明，气血瘀滞之痰湿与热结也。

抗生素只能消炎杀菌，不能治气滞血瘀，不能治气血瘀滞之痰湿与热之结。

结者，扁桃体增大，有形之结也。故一遇外邪之感染，其瘀结必然加重，故可引动内之结而发高热肿痛。

扁桃体炎症肿大是怎样炼成的？扁桃体炎症肿大就是这样炼成的！

即：体内先有气血瘀滞，气血瘀滞便会产生痰与湿热，气血痰与湿热结在一起，故需消散之。而应用抗生素只能治其热即细菌，而不能治其湿痰与气血之热结。故，一次、二次、三次，其局部之气血痰热之结便会越来越实。

只看到局部，只治其局部炎症，是流水作业，头痛治头也。人是一个整体，要考虑整体观念，辨证论治。只治其局部，不治其整体，故只是治标。急则治其标，缓则治其本。用西医之抗生素治标可，用中医清热散结疏通气血是为标本同治，只用西医之抗生素治标，只会增加气血瘀滞，只会导致人体抵抗力下降。

体质差，外邪则更易侵入体内而导致发炎。发炎之反复发作，更令其体内气血痰热瘀滞而结，有形之结成也。久之，扁桃体便会越来越大。扁桃体炎症肿大就是这样炼成的！

四川崇州中医院杜延江老师：扁桃体原本是腺体，亦称扁桃腺。腺可分泌，亦有许多淋巴细胞，免疫之用。围咽喉，以为门户之要道。一有外袭，即可争战。争战者，炎症反应也。战而能胜，则细菌病毒死亡，或化腐而生脓，或脓去而痊愈。战而不胜，则门户大开，长驱直入，造成深部感染。每一次争战，形成一次增生，反复感染，反复争战，形成反复增生，以致腺体变为纤维，手术切除都难，拉扯不下，且出血颇多。

感染愈后，即便痊愈，那些死菌脓毒也难排净，污浊在此，难免刺激，仍要增大，即李师所言越来越大，以至三度，是有其物而无其功。非但不能免疫，反成外邪传路，是可悲，不可忍。消炎之应对，何能比之化瘀之散结哉。

诚请李老师给予扁桃体发炎良方

谭先生：李老师，您好！小儿1岁7个月，自4个月开始即经常感冒发高烧，每个月基本一次，到目前为止已经反复十五六次发炎、发烧，每次均为扁桃体发红、肿大，伴有发烧38～40℃，其中有1次因为太严重引起肺炎，基本采用西药为主，中药为辅的治疗方法。我平时也了解到滥用抗生素的危害，也不怎么敢用抗生素，但一直苦于没有有效的治疗方法而作罢。最近的一次发炎、发烧，口服7天的阿莫西林颗粒和抗病毒口服液，打了一天吊针消炎后，又用了6天的中药调理。到今天只有10天时间，又发现扁桃体有点肿大，还伴有低热现象（平时小儿汗多、食少、经常消化不良、大便干）。请李老师给予治疗小儿扁桃体肿大的良方，万分感谢！

李洪波：观其舌苔，证属风湿热燥瘀，可用衡通滋阴清燥汤原方！

滑石（布包煎）、生山药、白茅根各30克，生白芍18克，生鸡内金、丹参、炙甘草各12克。热重加羚羊角丝6克。

李静：此证瘀热较重，羚羊角、炮山甲需加入其效方速！

谭先生：非常感谢两位老师能在百忙中抽空帮我小儿看病，不胜感激！老师的指教让我对于小儿的病看到了希望，再次感谢！谢谢！

另外请问：羚羊角和炮山甲的剂量是多少？是和衡通滋阴清燥汤一起煎服吗？还有共要吃几剂？

李洪波：羚羊角丝6克与上方煎煮，炮山甲粉（药汁送服）3克，先服7剂。

谭先生：李老师，您好！我儿吃了您开的药，好多了，谢谢！另外，请教一下药店只有炒好的鸡内金，没有生的，可以吗？还有，小孩子吃这药有什么禁忌没有？非常感谢李老师的赐教！另外，小儿不大肯吃这药，一付药分两天吃，可以吗？

李静：吃炒鸡内金如吃鸡肉。可去菜市场杀鸡处直接购买。主要是忌食凉食。不能服此药就加糖，此方是最没苦味的药了，再对证的方，服不下也是枉然。家长要想办法，要有耐心方可。

谭先生：好的，这药可以加糖，那一付药必须一天吃完吗？

李静：发高热时，有时每天一剂未必能解决问题，有时需要一天二剂，甚则三剂方可的。用药以胜病为准，不可拘于用量，慢性病则不受此限。

谭先生：李老师，您好！小儿用您开的药方，吃了三付，扁桃体不发炎了，十分感谢！今天不知怎么回事，拉了三次肚子，大便很稀。想请教一下该怎么办？另外四付药还接着吃吗？

李静：扁桃体炎发热者，上呼吸道感染之炎症，肺热也，腹泻者，肠燥也。

中医认为，肺与大肠相表里，肺有热则肠燥是也！扁桃体炎症消，而仍有腹泻者，肺热减，肠燥未消也！故李静衡通滋阴清燥汤乃治上热下燥之方，仍需用之！肺热减，只清润其肠，上方加减即可，将上方之剂量略加调整即可。炮山甲量可减半或先停服，泻止后仍有扁桃体肿大则仍可服之。因有肠燥，羚羊角仍可用之。治肠即是治肺，上病取下之意也。

滑石（布包煎）、白茅根各 30 克，生白芍 18 克，生鸡内金、丹参、炙甘草各 12 克，生山药 120 克。

腹泻则重用山药，热重则重用白茅根、羚羊角、滑石，或再加石膏！

病有千变，药有万变是也！

谭先生：李老师，您好！昨天已将药方中的山药改至 120 克，服用一剂后，今天大便次数已增至 5 次，大便味臭，呈水样，含有大量不消化物。另外，小儿精神和食欲尚可，想请教老师该怎么办？急盼老师回复，不胜感激！

李静：大便臭则需排出之，上方继服可也。体内瘀滞得清自止，泻无止法是也！再服，瘀热出其泻自止。

谭先生：李医生，您好！小儿的 7 付药已于 20 号服完，扁桃体已经不肿了，也不腹泻了，非常感谢您的无私帮助，我们全家感激不尽！

可是今天儿子又有点发烧（38℃左右），扁桃体发红稍微有点肿，由于小儿只有1岁8月，不肯配合照舌片，平时晚上睡觉汗多，大便干，食可但经常消化不良，稍微有点咳，偶尔喉咙有点痰声。前几天特意邮购了您的大作《名医师承讲记》，但本人愚钝，不知小儿的病到底是慢性还是急性，也不知道能不能照旧吃以前您给开的药方，还请李老师指教，帮助驱除小儿的病痛，叩谢！

李静：病久者是为慢性，此证是慢性扁桃腺炎急性发作。病根在瘀滞之热，病机是气血瘀滞之结，病因是阴虚，瘀热是病理，感寒引动内之瘀热，则为急性发作也。感寒是为导火线，若内无瘀结，发热则是体内抗邪之功能，疏散之即可。

因于寒者，温以解表；因于温者，凉以解表，体虚者佐以补药可也。而有瘀结未能散之，则一遇风吹草动，瘀结之热引发，则难以速消速散是也。

平时晚上睡觉汗多者，阴液亏虚也。大便干，食可，但经常消化不良者，脾阴虚也。稍微有点咳，偶尔喉咙有点痰声者，肺气闭也。

治当滋阴健脾清热通瘀散结，衡通滋阴清燥汤主之，故仍用上方可也。热退结仍在者，清热药如羚羊角、白茅根、滑石、石膏类药量宜轻用之。湿热重者，重用之。脾肺气虚者，山药重用之。瘀重者，丹参、生鸡内金重用之。病有千变，药有万变。用药宜与病机息息相符为要！

谭先生：李老师，仍用衡通滋阴清燥汤原方吗？

滑石（布包煎）、生山药、白茅根各30克，生白芍18克，生鸡内金、丹参、炙甘草各12克。还需要用羚羊角丝6克与上方煎煮，炮山甲粉3克冲服吗？另外还想请教老师一共要吃几付药？

李静：热退减清热之药，仍需服通瘀健脾益气之药，瘀结者，扁桃体之结也。愈否可看舌，舌有紫点即属有瘀，红紫即属瘀热，扁桃体偏大即属结也。

谭先生：离上次吃完药大概只有4天，今天又有点发烧，38℃左右，扁桃体发红肿大，平时不发炎的时候有点偏大，还有头部和身上的痱子一直没断过。舌面上无白苔，舌质偏红紫，有红色的刺点，因为平时不曾仔细观察过舌头，有没有紫点看不出来。本人愚笨，老师您所讲的只知其一不知其二，还请李老师明示各种药的用量和用法，叩谢！

李静：热退后再服几剂方可。瘀滞之热不散尽，一受凉即会发作，一发作即引发内热也。若内无瘀热，受凉也会发热，但不会有内热，故只治感冒即可，故仍服原方可也！

求教一岁小女脸部抽搐，该如何治疗

李璐：我是个中医爱好者，常来论坛潜水，敬佩李老的医德，最近遇到一个为难的事，特来求教。

小女现在11个半月，可能是前些天睡觉时扇电扇的缘故，近些天左脸不定期抽搐，不是很频繁，但比较明显，有时连续几次，有时大半天都没有，早上和傍晚较多见。有时同大人玩，会主动做这个表情，但有时是无意识的。

我家宝宝平时身体比较健康，比同龄孩子多动，爬和走路均早，吃饭睡眠好。半岁前感冒流涕没吃过药，都是自己好的，半岁后发过一次高烧，伴咳嗽，医院说是肺炎，但我认为不是，坚持没有打针，前三天没有吃药，按摩经络退烧，后两天高烧不退，无计可循，吃了少量退烧药和头孢，那次病好后再没生过病。

入夏以来上下眼睑都肿，时好时坏，大便一天一次，但颜色较深，暗绿色，条状。初夏小便黄、舌红，最近舌转淡粉，白苔时多时少，小便清，有时吃西瓜、香蕉、西红柿，每天吃南瓜稀饭、面条或各种豆子压的粥。

请教老师，宝宝身体该如何调养，脸部的抽搐该如何治疗？非常感谢。

李静：舌红，最近舌转淡粉，白苔时多时少者，湿热也。脸部抽搐者，风也，风者，肝风也。为何，肝主筋是也。欲治之，可用衡通滋阴清燥汤：

生山药30克，山萸肉18克，党参、白茅根、生白芍、丹参、炙甘草各 10 克，羚羊角丝 3 克，此方供参考。

李璐：感谢各位关爱，小女的病已基本好了。按李老方剂服用四日，第一日没经验，药汤只喝了十分之一，后几日汤剂熬的较浓，约小半碗，每日喝到一多半到八成。没买到羚羊角丝，买的粉剂，头两日是直接往嘴里倒，昨日是加在稀饭里吃，每日吃下 0.1 ~ 0.15 克。从昨日起脸部已基本不见抽搐，睡眠饮食均好，气色红润，未想到本觉得十分为难的病症，这么快就好了，在此感谢李老。

请问李老，药是否还需要吃？羚羊角粉买的较多，是否可以继续吃？

李静：汤剂与粉仍需服药巩固，可减半服用，即两三天服一剂，以免灰中有火。病情反复，那时则晚矣！

李璐：求教小女发烧后的调理。

小女后两日又按李老医嘱隔日服药，到前日是第三日未服，本想再服一次，但遇小女高烧，现将病程录下，请教李老该如何处理。

头两晚睡觉不安，食量减少，当日早晨不想吃饭，只吃奶，但因她精神很好，我没太在意。当日外出游玩，中午在外面吃饭，出入空调房间，午后开始乏力，发烧，初起时手脚冰凉，我给她用热水泡脚，很快烧到 40℃，不想喝水，全身及手脚均发热、无汗，不怕热，舌淡，无咳嗽流涕，偶尔打喷嚏。喝少量姜汤、推天河水后一度降到 38.5℃，复又高热 39.9℃。傍晚吃了几口稀饭，喝了几口奶，而后呕吐，发现连前一日的鸡蛋都吐出来，猜想是消化不良引起的高热。

当晚整夜高烧不退，39 ~ 40℃，夜里曾几次推攒竹、运太阳、捏脊和推天河水，但均不退烧。睡眠浅、易惊起，能喝水，少汗。早晨六点体温 40℃，唇红、舌淡，苔灰薄，小便浅黄，无大便。晨起吃了少量羚羊角粉和同仁堂的"紫雪"退热颗粒，体温降至 39℃，精神尚好，还愿意和人玩，能笑。白天用姜水洗澡，后用小葱、蛋清与面粉裹了敷肚脐，敷后汗出，但只是薄汗，体温略降。食指络脉色青带紫，左手达气关、右手只在风关，部分沉隐。

下午四点半，体温 38.5℃左右，精神尚可，能玩，禁不住家人劝说，用了点布洛芬滴剂退烧，当下汗出，烧退。但当晚胃口极差，不喝水。整晚未再烧，醒来两次，均喝水。早晨精神好，食量少，食指络脉仍紫青，比昨日略短略模糊，舌苔白腻，有红色瘀点。

想请问各位老师，我这样处置孩子发烧，是否合适，如果不用退热药，我又不懂方剂，发烧该如何处理？持久高热是否会损伤脑部？

另外，小女近日舌苔不好，睡眠浅，是否需要调理，上次李老的汤药，我开了七付，现在还余两付，是否可以继续服用？在此先谢过。

李静： 舌苔白腻，湿热；有红色瘀点，瘀也；指纹青，惊也；衡通滋阴清燥汤治阴虚湿热风燥俱可。方中羚羊角平肝镇惊息风而不至苦寒，滑石清热祛湿不致太过清利，其他药滋阴清热则风燥自解也，早该速服之。

李璎： 遵李老医嘱，原方加滑石共煎，第二日烧退，第三、四日病情趋于平稳，不再发烧，仅见流涕、打喷嚏和咳嗽，全身出疹子，至昨日七剂药吃完，斑疹消失，感冒症状也全消，舌尖瘀紫散去，气色红润，眼皮不再浮肿。李老执意不收诊金，在此特来替小女感谢李老。

在论坛观帖多日，深知李老网上诊病的为难之处，却体谅父母护儿的苦心，屡屡出手相助，在此也感激李老的仁心。

恳请李老给看看，孩子断续住院，今天还在发高烧

王海滨： 昨天孩子发烧，急忙上网搜资料，没想到居然有缘来到李老的官方论坛，真是庆幸我的孩子有福了！

从帖子中知道李老十分繁忙，本不该打扰，但是看着儿子的难受样子，还是斗胆恳请给予诊治，先叩谢了！

病史：我的孩子现在6岁半，男孩，他妈妈怀他时为较严重胎盘前置，数次见红，卧床6月余，在本地中心医院预约剖腹产，生时7斤6两，出生第三日，因医院暖气故障受凉，患急性肺炎，入特护病房，西医治疗1周后出院。1岁3个月时，突发感冒高烧惊厥入院，治疗中发现缺钙较明显，此后便时常因上呼吸道感染（医院诊断结果），扁桃体

红肿或有脓点，高烧入院，一般医院均采用青霉素、头孢、红霉素、阿奇霉素等药物静滴，一般1周左右能好，但一般都间隔不会超过1月，感觉只要有点风吹草动，就会扁桃体红肿较严重或者化脓，一般都会烧至38.5～40.3℃。

6月14日，因急性上呼吸道感染高烧40.2℃入院，两侧扁桃体红肿充血有白色脓点，肌注地塞米松降温后，吊瓶头孢、红霉素7天，扁桃体颜色正常后出院。5天后的7月4日，又同样因急性上呼吸道感染高烧40.5℃入院，两侧扁桃体红肿充血有白色脓点，肌注地塞米松降温后，吊瓶头孢、炎琥宁7天（7月11日），扁桃体颜色正常后出院。7月9日发现孩子头温高，测体温38.7℃，查血白细胞偏高，口服新达罗（头孢系）、清开灵，次日高烧至39.9℃，医生说受凉，改服鸦胆口服液、羚羊感冒口服液、牛磺酸、罗红霉素干混悬剂，每天都是夜间和上午发烧，夜间38～39.5℃，上午38～38.5℃，下午体温36.8～37.5℃，以前发烧都是一高烧便手足冰凉，但从前日开始发烧手足滚烫，太阳穴、脑门热，后背、头部出汗多，并开始伴有咳嗽，精神尚好，但不如往日活泼爱动。

对西医诊断结果，感觉其病因说法含混，不想让孩子再受无谓的痛苦，我们家长也心急如焚，有幸在网络上得遇名师，恳请百忙中给予诊治，再次叩谢！

李洪波：看舌片属阴虚瘀热，风湿热燥瘀。用衡通滋阴清燥汤，加炮山甲粉、三七粉、皂角刺。汤剂：

丹参、皂角刺、生鸡内金各15克，山药、白茅根各30克，桑寄生、白芍、滑石（布包煎）各20克，炙甘草10克，炮山甲粉3克，三七粉6克，水送服。热重可加服羚羊角3天，羚羊角粉1克冲服或羚羊角丝5克煎汤。

李静：此证阴阳两虚，肺热肠燥，风湿热燥瘀也。西医之用抗生素只治其标，不能疏通气血，气机瘀滞，湿热瘀结生风，极易复感外之风寒，引动内蕴之湿热。一个字，瘀。体内气血瘀滞，瘀滞者，湿热，生风致燥令瘀而结也，结者，咽喉、扁桃体之处之结，是为有形之结。而肺脾之气机瘀滞，乃久用抗生素所致之无形之结，看不见的战线也。

只信大医院之头痛治头，流水作业之可悲之处也。怎么就不考虑为何会发热呢？一遇发热便上抗生素，不问邪从何来？乃标准的闭门逐寇也。邪不得出，必然狗急跳墙。反复应用抗生素耗人气血，邪仍未得出，瘀滞在体内，导致气机瘀滞，必然也！

既辨为风湿热燥瘀而致阴阳气血俱虚，即为体内失衡。人衡则无病，失衡则病生！找出偏差为风湿热燥瘀，则需通之！通之则衡，衡则需通，衡法圆通是也。方用衡通滋阴清燥汤：

滑石（布包煎）、生山药、白茅根各30克，生白芍18克，生鸡内金、丹参、炙甘草各12克，羚羊角丝6克，有形之结加炮山甲、三七各6～10克，虚甚者山萸肉可加30克，水煎服。热重者滑石、白茅根重其量。腹泻重者重加生山药为60克或者120克。疼痛重者加重白芍为30克或60克或更多至180克。

王海滨：叩谢李老和版主的赐方，感谢各位对小儿病情的指点，我会及时反馈进展，望各位继续给予指导，谢谢！

没想到回复这么快！这个论坛是我在互联网游荡近10年遇到的最有效率、最严谨、由最有仁者之心的人群组成的专业论坛了，中国的中医药前途因您们前途无量！

学生张圣曙：最近重庆很多小孩子都拉肚子到医院吊水，结果久久不见好转，我老婆姐姐的一小孩两个多月整天拉肚子，到医院就诊开药不见好转，还有点发烧，找我开中药治疗，我师老师滋阴清燥汤意，结合小孩的症状开了生山药、白茅根各30克，滑石15克，鸡内金10克。两剂吃完，病就基本好了。姐姐说这药效果真好，才2.5元钱一剂，她说一直以为西药快，中药慢，没想到中药这么快。

王海滨：汇报疗效：李静衡通滋阴清燥汤，果然奇效！

遵医嘱到中药店配齐药方，并托其代为煎药，为塑胶袋装，早晚各服1袋（约1碗），儿子几经病魔缠身，随凭往日经验，惧怕药汤苦涩仍乖巧服下，且表情并不像以往那样犹豫，我感到纳闷，自己尝了一点味道：苦味微少，甜味占了主味，气味芬芳。每次服药儿子都是自己主动喊："该吃药了，我已经坐好了。"数日来的郁闷心情一扫而光！妻子也十分高兴，遂问药方怎么来的。我便把刚用 EMS 寄到的《名医师承讲记——临床家是怎样炼成的》给他看，告诉她书封面左下的照片即为给儿子诊治、赐方的李老，从此书便被妻子独霸研读，到现在也要不出来，呵呵……后悔没有一起购 2 本……

话入正题：7 月 15 日晚服药（只服衡通滋阴清燥汤，炮山甲、生三七未服，原因后面会禀告），服完一袋，夜间 11 时体温 39.2℃，晚饭时有轻微间咳，并说嗓子有点痒，查看其扁桃体现如黄豆一般大的鼓包，并有一如绿豆粒大的白色部分，我和妻子紧张万分，凭以往经验，像这种情况就得赶紧去医院了，不出一天就会高烧，妻子问怎么办？答，明天到市府驻地寻炮山甲、三七……

7 月 18 日早起床前测温 38.7℃，饭后服药 1 袋，午饭后服用羚羊角粉 1 瓶（"北京同仁堂"制 0.3g/ 瓶），午后 3 时测温 37.8℃，再看扁桃体肿包似乎减小，晚服汤药及炮山甲、三七后，儿子精神活泼，恢复如往常，睡前测温 36.5℃。

7 月 17 日，依嘱按时服药，全天体温保持在 36.2 ～ 36.6℃之间，精神活泼如往常。晚间停服羚羊角粉，汤药、炮山甲、三七依旧，夜间儿子说浑身发热要为其扇扇，以手试其太阳穴、额头感觉体温正常便哄其入睡至天亮。

7 月 18 日，晨起测温 36.6℃，扁桃体肿包减小如绿豆大小，白色斑点已为半弧形细线，约绣花针粗细。

恳请李老、版主对小儿夜间说浑身热（体温正常）的治疗给予指导，叩谢！

抓药历程：（希望对有同样情况的朋友有所帮助），15 日到临近中药房抓药，说羚羊角粉无货，炮山甲有货，遂购 30 克磨粉，磨好后味道奇腥且有邪秽之气，即觉小儿绝不会服用，心中担心良久，因缺炮山甲，不得已早上驱车到 25 公里外的市府驻地，找到友人推荐的"北京同仁堂"中药房，经询问确系"北京同仁堂"与本地合作的药店，得羚羊角粉（"北京同仁堂"制 0.3g/ 瓶，产地：安徽亳州），且热情、周到，又问能否看一下炮山甲，服务人员拿来一闻，与前所购炮山甲气味差距甚大。其问：是要清制、醋制还是矾制？磨粉还是原样？小儿用还是成人用？遂对之前购的炮山甲不放心，便又重购炮山甲60克托其代为磨粉，磨好后感觉更是纳闷，此粉外观非常细腻，手捻无颗粒感，颜色鲜黄，气味略带香腥，细粉与药渣分袋包装并注明分量，感觉专业而又周到，而先前购得的，确实腥气，我都觉得无法接受，且颗粒粗糙如小米，遂将前购的炮山甲弃用。

李静：效不更方，上方煎药减半量即可，三七、炮山甲仍服原剂量即可。

汤剂：丹参、桑寄生、生鸡内金、炙甘草各10克，山药30克，白茅根15克，白芍、滑石（布包煎）、皂角刺各12克，炮山甲粉3克，三七粉4克，水送服。

张锡纯先生之石膏阿司匹林汤，滋阴清燥汤运用得炉火纯青，可谓第一代中西医结合之典范。先生用之治外感寒温、治肺结核、治风湿病之发热，用之得当，每收佳效。读先生书，触类旁通，则先生之滋阴清燥汤配伍合理，适于现代人之体病热，现代人病热即燥，此从现代人外感发热只服退热之西药如阿司匹林热退又发，服现代制剂亦然，而每用输液法则易退易愈可以看出。液体疗法者，可以滋阴增液故也，此理于滋阴清燥汤中可以悟出。方中用滑石清湿热而不致耗损阴液，生山药补肺脾之阴，炙甘草、白芍皆有养阴之功用。既悟出现代人应用液体疗法的功用，故加用白茅根、知母以滋阴增液而又能表散风热，山茱萸以补肝肾之阴，生鸡内金以防滋阴药之腻且又养阴化瘀。热重者可加羚羊角以清热亦不伤阴，且又可与阿司匹林同用以退热。此即张先生衷中参西，永立不败之地之法也。

王海滨：治疗反馈2：自7月19日晚开始按李老赐汤剂服用，丹参、桑寄生、生鸡内金、炙甘草各10克，山药30克，白茅根15克，白芍、滑石（布包煎）、皂角刺各12克，炮山甲粉3克，三七粉4克，水送服。一直坚持依方治疗至今日，小儿的扁桃体早已恢复正常大小和颜色，孩子气色也日渐转好，食量不但恢复且较以前正常时的食量大一些，吃饭看着吃得很香，一家人看着十分高兴，再次叩谢李老的恩泽。

李老所赐上方汤药在本地同仁堂中药店一剂的价格为 6.55 元，炮山甲粉、生三七均为同仁堂小瓶 10 瓶装，服用方便，两种散剂共售价 147 元，可服用 10 天，炮山甲粉有剩余。10 天总费用 212.5 元，相比先前住院西药治疗费用近 5000 元，可谓经济实惠甚，感谢之情无以言表，并非只考虑经济因素，主要是解决了根本问题，而且小儿免受无谓之苦，小儿的爷爷、奶奶、姥姥、姥爷也一再嘱深谢李老之恩泽。谨代全家叩谢李老！

近日病况：小儿一直感觉轻松，食量大增，面部血色渐多，精神活泼，且原有的鼻痒、睡前单侧鼻塞也减轻了不少，至今日已服用李老第二次所赐药方 6 日，现将今晨 9 时所摄舌片附上，敬请诊指，叩谢！

十日后，小儿复又扁桃体肿大、高热，再烦诊治。

小儿自李老和各位恩医诊治病情日趋好转，一直谨遵医嘱服药，前几天由于工作上的安排，近一周加班未能回家，7 月 29 日起小儿自述腹痛且伴腹泻，家人便停用汤药，仅服散剂，2 日后腹痛、腹泻止，随又依医嘱按时服用李老所赐汤剂及散剂，自 8 月 2 日家人电话中说小儿发烧至 39℃ 左右，昨晚烧至 39.5℃，手足、额头、后背、前胸、腹股沟、腋下发烫较其他位置高。今日早上回家观察小儿扁桃体两侧红肿，左侧扁桃体比右侧稍大，上见 3 个白色斑点，体温 38.5℃，精神尚好，食量尚好。

当前所服药物仍为上方，一直未服用西药，昨天扁桃体喷用"锡类散" 3 次。仍然不想使用抗生素，坚信中药药效，所以恳求李老和各位恩医百忙中给予诊治。

问题：当前所服药量是否需要调整？当前药物按汤剂晨晚各一次，一天一剂，散剂一天三次（炮山甲粉 1～3 次，三七粉 1～3 次，水送服），是否正确？舌片已发至邮箱，叩谢！

李静：热重者，滑石当重用为 30 克，甚则可再加生石膏 30 克，党参 10 克，白茅根相应也需加重为 30 克方可。高热再加羚羊角 6 克必效。

学生张圣曙： 在这里给患者几点建议：

1. 小儿饮食注意不要辛燥、油腻、冰凉、饱饿无度，以清淡平和适度为主！

2. 现在夏天人们容易出汗怕热，大部分家庭都有空调，所以很多人大热大汗后往往喜欢到空调房里狂吹，从而导致寒气顺着开泻的毛孔进入身体，而空调吹过之后毛孔又马上收缩，造成寒气内闭，造成冰包火的症状，危害不小，小儿更应注意！

我最近遇到好几个这样冰包火之症的患者，整天昏昏欲睡没精神，冬天怕冷，夏天怕热，到处求治效果不佳，我摸脉之后发现寸部有力较数，应该是心肺有酝热感冒症状，但患者又不能自我感到有感冒症状，详细询问生活习惯问是否喜欢出汗吹空调，结果一一如是，才知空调危害不浅，开衡通滋阴清燥汤宣发瘀热两三剂就见效，但有的患者不注意饮食，吃辣、喝酒又容易反弹，切记切记！

王海滨： 叩谢李老、张医生，变动后的方子是否应为：丹参10克，生鸡内金10克，淮山药30克，白茅根30克，桑寄生10克，白芍12克，滑石30克，炙甘草10克，皂角刺12克，生石膏30克，羚羊角6克（退热即止），炮山甲粉3克，三七粉4克，水送服。

李静： 加石膏即应加党参。舌质淡，皂角刺可加重为18克，而且药店的皂角刺质量也需注意，质量好的全为刺，质量差的多为树枝，差者每会影响疗效，故需注意之。

此孩愈否，验其舌面之紫红斑点消失与否即可。其舌尖有凹陷者，瘀滞之热耗阴所致也。故瘀滞未清，瘀结未散，一遇外感，仍会引动内之瘀热是也。瘀何来？屡用抗生素之关门打狗、闭门逐寇之流水作业所致也。

抗生素只能消炎症，其性偏凉，血得凉则凝，其凝即结也。结者，扁桃体也，是为有形之结，既有形，则需散之。既有瘀，当通之。热当清之，瘀结得通散，其虚损方可恢复是也。因此，散之通之清之都是需要时间过程的。若一旦药效不能保证，其愈期必缓。反复发作者，瘀结未散也。此即打仗之拉锯战，需要反复冲锋方可克敌制胜者也。

王海滨：治疗反馈，遵李老所赐方：丹参10克，生鸡内金10克，山药30克，白茅根30克，桑寄生10克，白芍12克，滑石（布包煎）30克，炙甘草10克，皂角刺18克，生石膏30克，党参10克，羚羊角6克（退热即止），炮山甲粉3克，三七粉4克，水送服。

第一剂服完后体温有降，第二剂只服晨剂后体温正常，至昨日已服4剂，且散剂一直依方服用，效果非常好，昨晚饭前观看小儿舌苔，上面的红点已经不多了，今日早10点左右小儿有轻微腹泻，感觉是否是该调整剂量？今天早8时左右拍了小儿的舌片，劳烦李老看一下，目前该如何处理？叩谢！

李静：可将方中滑石、生石膏减半量，羚羊角也减半量，散其余热即可。

舒老师：李洪波老师："看舌片属阴虚瘀热，风湿热燥瘀"，请问如何看呢？好像看不出那么多，也许好多人都有同感，请指教，谢谢！

李静：治病首辨阴阳。阴者，血、津液、水分也，瘀者，气血津液动化失常是也。瘀热者，热瘀结不能散之是也。所瘀之热结，结果是燥，燥则风生，风热耗阴，阴虚成也，湿与热同。

辨之要点：舌红即属热，舌紫即属有瘀。舌红嫩紫或舌光无苔即属阴虚，舌红紫舌尖有红紫斑点即属瘀热。苔白厚腻即属湿滞，苔白薄且干燥即属风燥，苔白腻舌尖有红紫斑点即属风湿热。风湿热瘀久则可致燥，久则必虚，故为风湿热燥瘀，且可致虚是也。

然临证又需辨其风湿热燥瘀与虚何者重，则需用对证之药攻之，治此之药即为攻病之药，且又为抓主证之药也。主证一解，其余诸证往往随之而解。

所以说，有因虚致风湿热燥瘀者，虚即是病因。体不虚者，因邪致风湿热燥瘀者，邪即是病因。体未虚，故愈之也速，邪与虚皆可致风湿热燥瘀也。

所以，往往在临证时，有无证可辨者，实则为瘀也。瘀滞则风生，无形之结也。最难治者，即此型之风证之重者。无形之结者，看不见的战线，西医也查不出实质性问题者，往往多是此类病也。

屡见此类病，西医查不出病因，只用对症治疗之安神镇定剂，将本来走着去医院的病人治成了植物人。数月前去广州出诊一病人即是，住院花去十几万，什么病因也查不出，但病人就是不能说话，其舌正，脉有力，中医只能辨出其一是瘀，二是风也。风者，肝风也。风从何生？瘀也。

故因虚致风湿热燥而瘀者，补虚者需重用之，是为君药。其他则为臣与佐使，以此类推可也。

神奇的止咳药

戴梓萌： 暑假带小孩回奶奶家，上街购物期间让老公在家照看，谁知老公放纵小孩，赤脚在空调房与室温下奔跑穿梭，待购物1小时返回时，小孩已经频繁干咳。家里人都让服用西药的止咳药，而我只喂服了李老师原来开的衡通滋阴清燥汤，老公在旁边还嘟囔，中药慢能有什么效果。汤药服下10分钟，小儿咳嗽次数大大减少，待半小时后已经不咳了。以前遇到小儿咳嗽，喂西药总要1～2天后才好，有时没好还会持续加重，曾经出现过由咳嗽引起咳喘，这次喂服中药起效快，药又不苦，小孩也不受罪，让老公赞叹不已，真是神奇的止咳药。我在旁补充道，不光止咳好，还有调养身体、滋阴清燥作用。药神，创药方的李老更神，你还是好好看看我带回的《名医师承讲记》吧。

杜延江老师： 一剂止，二剂愈，这就是中医的神奇。有李老师的方，有你辨证准，缺一不可也。

李静： 人衡则无病，失衡则病生。有是证用是法，有是证用是方、用是药，中医之精髓也。本属阴虚瘀热，衡通与滋阴清燥之法中，体内得衡其咳自止，何奇之有？

求医——小孩六岁鼻窦炎如何治疗

徐佳豪： 我远在西安，无法亲自到深圳求医，只有通过网络向您求医。学习了您的《名医师承讲记》后非常佩服，因为我也是中医爱好者，但苦于没有临床经验，所以用药不能准确辩证，也只是粗略知道，故特此向您求医。我也没有数码相机，无法拍摄小儿舌头照片，给您的诊断带来不便，非常的抱歉，恳请老师谅解，我尽可能把症状描述清楚。

小儿六岁素体阴虚，过去的两年夜夜盗汗，盗汗的原因是服用"美林"，发汗后没有及时用中药补充体液，导致现在慢性鼻窦炎、扁桃体炎，每次外感必是高热、鼻血、脓鼻涕，是典型用西医抗生素的后遗症，眼角四周发青，皮肤干燥，尤其是小腿皮肤还有小疹子，形体偏瘦，脸色偏黄，饭量一般，曾服用老师的滋阴清燥汤，加三七粉和穿山甲，皮肤有所改善，目前流脓鼻涕还未止住，早上起床后还有轻微口臭，大便臭、不调，小便黄，嗓子有痰堵，吭吭不断，偶有咳嗽，我实在不知道该如何处理了，请老师百忙中给予指导。

补充一点，舌质偏红，尤其舌尖上有小红点，学习老师的诊断学后，我诊断是热瘀。

学生余健楚： 小儿六岁素体阴虚，过去的两年夜夜盗汗——阴虚明征也。久则伤津，津液耗伤，更容易导致脾阴不足，形成脾阴虚，也是小儿先天脾常不足之故。可见小孩眼角四周发青，皮肤干燥，形体偏瘦，脸色偏黄，大便臭、不调，饭量一般之果也。

脾不能为胃行其津液，中焦之枢机失去平衡，胃浊之气上升，故口臭也。慢性鼻窦炎，扁桃体炎是有形之结之轻症。小便黄，嗓子有痰堵，吭吭不断，偶有咳嗽，舌质偏红，尤其舌尖上有小红点，是为瘀热也。当用衡通滋阴清燥汤加减主之：

生黄芪10克，知母6克，桑叶24克，桑枝15克，天花粉10克，丹参15克，生山药30克，白芍15克，炙甘草10克，滑石10克，白茅根24克，桔梗15克，山萸肉15克，鸡内金6克，蝉蜕6克，玄参10克，穿山甲3克（研末送服）。水煎服，六剂。

徐佳豪： 小孩六岁鼻窦炎扁桃体炎治疗续。

李老师，昨天孩子吃了一个冰激凌，今天发烧了，我估计是扁桃体还未好全，现在该如何退烧？

　　李静：仍服上方，加服维C银翘片或同类退热药皆可，因其体属阴虚燥瘀令结，故仍需滋阴增液表散之即可。若高热可加羚羊角适量，记住滋阴增液散结即可，总以不至伤阴为要。

　　徐佳豪：谢谢！我用白茅根50克、苇根50克熬水，加羚羊角粉2克，这样行吗？

　　余健楚：再加上桑叶30克，穿山甲3克（研末送服）。

　　徐佳豪：谢谢！服用维C银翘片1粒、白茅根50克、苇根50克、羚羊角2克，3小时后，体温已由38.7℃降到了36.8℃，感谢老师的指点和版主的帮助，继续服用上方调理滋阴清燥散结。

　　徐佳豪：李老师，您好！按照医生的建议把孩子的前方炙甘草增加到20克，生白芍增加到24克，去石膏后，昨天服用了两次，晚间盗汗突然出现，量还比较多，早上起来观舌舌质红，薄黄苔，大便干，太阳穴青色增加，脸色发白，我该如何处理呢？请老师百忙中给予指点，万分感激！

　　李静：此证仍属阴虚内燥，服衡通滋阴清燥汤可。关键是阴虚瘀热为主，故需重用滋阴养血益气清热为主，滑石减量是对的。

　　生山药30克，山萸肉24克，滑石12克，桑寄生24克，炙甘草10克，白芍15克，白茅根18克，桑叶12克，桑椹子30克，生龙骨、生牡蛎各18克，三剂，水煎服。

　　徐佳豪：想给孩子提高免疫能力，能不能在给孩子中药调理的同时给孩子注射丙种球蛋白呢？小儿老爱打喷嚏和夜间磨牙，不知该怎么处理，请老师指导。

　　李静：打喷嚏者，过敏性鼻炎也，夜间磨牙者，胃不和，虫作祟也。注射丙种球蛋白者，与汽车加油无异，耗完仍需加，并不能改变体质，为何？体内偏差不能得以纠正故也。过敏者，风也，风者，筋脉拘挛，瘀滞是也。

　　徐佳豪：请老师帮助治疗，真恨自己没有生在深圳。老师，孩子现在就是几个问题，盗汗（服用老师的处方后昨晚盗汗已经减少），磨牙，慢性咽炎和鼻炎，不停地吭吭，嗓子不爽，轻微贫血，请老师治疗。我先声明我是自愿请老师治疗的，一切责任自负，请老师开处方。孩子的身体，已经成了我生活的最大负担，非常头疼，工作也干不了，请老师帮助我走出困境。谢谢老师！

十日后，徐佳豪说：小家伙的汤药服用了十剂，咳嗽已经好了。我观察他的舌尖已经不红了，想请老师诊断郁热是否已经愈全。小家伙真的恢复得不错，体质明显改善，身体现在强了很多。去年不敢吹空调，只要开空调肯定鼻血加感冒，今年比我都要好。非常感谢老师的悉心调理治疗！

求医——三岁半小女西医诊断为支气管肺炎求诊

朱丽安：小女三岁半，前段时间感冒发烧，用"瑞芝清"和"阿奇霉素"治好后，一段时间手脚不温，食欲不佳。近两周，又有感冒症状，表现为低烧，但都不超过38℃，且自汗，能及时退烧，精神佳，就一直没有用药。后又有咳嗽，高热39℃以上，持续时间长，必须用"瑞芝清"才能退烧，过3～5个小时，又烧，呼吸音粗，呼吸每分钟30多次，脉搏每分钟130次左右。能明显听到呼吸后像水泡一样的声音。

因持续高热，送医院检查，医生诊断为支气管肺炎，静脉滴注"阿奇霉素"，口服"肺力咳"冲剂、小儿麻甘颗粒。目前高烧基本控制，但每天仍需服"瑞芝清"退烧一次，服后大汗淋漓，头发全部湿透，高烧未止同时咳嗽加重，特别是早晨持续咳嗽，满脸涨红，直至咳出东西止。多咳出比较黏稠的液体，并哭诉肚子痛，不让触碰。请李老师和各位专家提供宝贵治疗意见，万分感谢！

李静：此例病孩家长电话请求，故仅在此发表愚见，以供参考。此例病孩屡用西药抗生素，导致体内气血瘀滞，病属风湿热燥致瘀而肺脾俱虚。湿者，痰饮也。热者，瘀滞上焦也。只用消炎类抗生素者，导致气血痰火凝结是也。为何？血得温则行，得凉则凝是也。体内气机不畅，复感外之风、外之温邪，每可引动内蕴之湿热痰燥，是为外邪引动内蕴之邪，外邪入内，春季多属风燥，是为风温、春温，中医需表散之，故每辨为伤于卫分气分，故需用凉药疏散之，体虚者并用凉润药来益其肺脾之阴。而只用抗生素、抗病毒类西药者，是为关起门来抓贼，贼反不得出之，故只能盘踞在体内安营扎寨也。家长只图省事，认为西药快，中药慢者当醒。

试问，此例西药快吗？此从你所述：每天仍需服"瑞芝清"退烧一次，服后大汗淋漓，头发全部湿透，高烧未止同时咳嗽加重，特别是早晨持续咳嗽，满脸涨红，直至咳出东西止。多咳出比较黏稠的液体，并哭诉肚子痛，不让触碰。此即贼邪盘踞体内之体现。虽也有发汗之药可表散之，然为何出大汗后病仍不解？内蕴之积结未能散是也。

治法当用衡通法来衡量之，找出其偏差为风湿热燥致瘀令结。治用衡通滋阴清燥汤加味：

白茅根、生山药各30克，滑石、桑寄生、桑椹、生薏苡仁各18克，桑叶、瓜蒌皮、丝瓜络、知母、白芍、丹参、桑枝各10克，羚羊角丝3克，炙甘草6克，三剂！大剂煎汤，频服。下次，需发清楚照片来方可！

徐佳豪：与我儿子去年症状极似，我儿子在未服用李老的汤剂前症状跟楼主小孩差不多，现在服用李老的汤剂后，发热这一症状往往是一剂见效。楼主好好努力学习李老的理论，基本可以做到自己应急处理。

朱丽安：李老师，您好！已服药三剂，有极大好转。一是咳嗽由早晨咳嗽厉害，到目前咳嗽很少，偶有咳嗽也是比较短暂。二是发热现象已无。三是最关键的精神比较好，眼睛有神，愿意玩了。

目前：肺部听诊有干啰音，服药后自述肚子痛，手脚不是太暖和，请李老师示下。

李静：小儿稚阴稚阳之体，屡用抗生素必伤其阳，而瘀热往往祛之复来。为何？血得凉则凝故也。所以，虽为阴阳俱虚，仍需滋其阴，益其阳气。益阳者，阳气虚，非虚寒，更非实寒也。方用衡通益气养阴汤：

滑石（布包煎）、生白芍、炙甘草、党参、白术、白茅根、桑寄生各12克，生山药、茯苓、薏苡仁各30克，三剂，水煎服。

朱丽安：现将本人和先生的网络对话发上来，作为真实的现场再现，让我们感悟先生的仁心医术：

龙翔九天 21:03:07

李老师，您好！小女肺炎，已按照您的药方服药三剂，有极大好转。一是咳嗽由早晨咳嗽厉害，到目前咳嗽很少，偶有咳嗽也是比较短暂。二是发热现象已无。三是最关键的精神比较好，眼睛有神愿意玩了。

目前：肺部听诊有干啰音。服药后自述肚子痛。手脚不是太暖和。请李老师示下。

龙翔九天 21:04:12

现将目前舌象照片发给您，请您接收。另外不知您的专著已出版几本，想购买拜读以学习。服药结果已在论坛上反馈。

老中医—李静 21:15:56

看到了，现在是肺脾阴阳俱虚。当是服过多的抗生素伤其阳气了，是为上热下寒，阴阳两虚。

龙翔九天 21:17:21

请李老师治方。

老中医—李静 21:17:48

请去论坛看吧，马上开出。

龙翔九天 21:18:58

谢谢您，李老师，可否把您的地址或银行卡号提供给我，以便邮寄诊金，以示谢意！

老中医—李静 21:38:34

不用客气，仍有余热未清，肺脾阳气已虚，故需补益之。

龙翔九天 21:40:09

但我们实在也没有别的表示方法了，为孩子解决病痛，我们感觉这是天大的事情，感激的心情无以言表！

老中医—李静 21:40:38

举手之劳，应该的。但请你多说中医之长处即可！

龙翔九天 21:41:23

我们对孩子的身体充满信心，因为有您这样值得尊敬的老师，有您这样精通医术的仁者！

老中医—李静 21:41:41

西医有其长，我们一直主张取长补短的。

龙翔九天 21:42:30

我目前受生活的触动，也包含您的影响，正在打算学习中医。

老中医—李静 21:42:56

好啊！但西药在改变体质方面则非其长，所谓的营养药，其实只是汽车加油，耗完仍需加是也。

龙翔九天 21:44:43

也就是因为目前的社会现状，当真正找到精诚大医的时候，谁也不愿再看西医。

老中医—李静 21:45:12

不要求人人都学中医，最少大家都明中医，知道何病适于中医，何病适于西医，此即中华医学之最佳也！

龙翔九天 21:45:47

先生言之有理！

龙翔九天 21:45:52

学中医想从《伤寒论》开始，同时邮购拜读您的大作，不知可否？

老中医—李静 21:46:03

大医不敢当，只是略有经验而已！

老中医—李静 21:46:09

可。

老中医—李静 21:46:19

先不要读伤寒。

龙翔九天 21:46:50

请先生训示。

老中医—李静 21:48:08

先读四小经典，再读医学衷中参西录，我的书第一本《名医师承讲记》只是引子，后面的系列《张锡纯医学师承讲记》很快即可发行，结合读之，皆是中西医汇通，结合之意也！

最好先读《名老中医之路》第一辑，即明白该如何学中医了。

龙翔九天 21:49:10

愚钝的很，不知四小经典具体指？

老中医—李静 21:49:43

我的《中医基础理论讲记与中医诊断学讲记》简单易明，每用案例来验证之，有问有答！

龙翔九天 21:50:48

盼先生大作早日出版。

老中医—李静 21:50:54

四小经典即汤头歌、药性四百味白话解、脉学、医学三字经。

龙翔九天 21:53:55

我已记录下先生的教诲，定一步一步的学习，老老实实做个笨鸟，力争打个扎扎实实的基础！谢先生教诲！

老中医—李静 21:55:37

你看到没，仍有人有秘方告知你呢。

老中医—李静 21:56:04

治一小孩发热，也说有秘方，可笑。

龙翔九天 21:56:29

不相信所谓的秘方，令人信服的只有像您那样准确的辨证。

老中医—李静 21:58:01

我从不认为自己有什么秘方可言，对证即是良方也。

老中医—李静 21:58:36

所以我说，读书三年，便谓天下无病可治，治病三年，便谓天下无方可用也。读书难，读医书尤难，读医书得真诠则难之又难。

龙翔九天 22:00:05

治病三年，便谓天下无方可用也！您所言，其实也就是随手拈来都是方！

老中医—李静 22:00:28

我说是为无招胜有招！

老中医—李静 22:01:40

武学之最高境界是飞花摘叶皆可伤人！而医学之最高境界是轻描淡写，四两拨千斤！

龙翔九天 22:04:49

先生之言切中肯綮，形象直观！这种境界对我们这些业余学习中医的人来说，是一种理想的状态，恐极难实现。

龙翔九天 22:05:43

因为没有经过"战场"的磨砺，实践的检验。

老中医—李静 22:05:58

秀才改医生，只要一五更！世上无难事，只要肯登攀！

龙翔九天 22:09:21

请问先生，风燥感冒，咽痒干痛，咳嗽少痰，舌有红点，两侧太阳穴痛，不发烧，大便三日未解，如何立方？

老中医—李静 22:10:03

衡通滋阴清燥汤即可！

龙翔九天 22:11:02

衡通滋阴清燥汤：白茅根、生山药各30克，滑石、桑寄生、桑椹、生薏苡仁各18克，桑叶、瓜蒌皮、丝瓜络、知母、白芍、丹参、桑枝各10克，羚羊角丝3克，炙甘草6克，可是先生开的此方？

老中医—李静 22:11:22

成人服用则需加重其量，桑叶、瓜蒌皮、丝瓜络、知母、白芍、丹参、桑枝各 30 克，滑石、桑寄生、桑椹、生薏苡仁各 30 克。

龙翔九天 22:13:36

桑叶、瓜蒌皮、丝瓜络、知母、白芍、丹参、桑枝各 30 克，滑石、桑寄生、桑椹、生薏苡仁各 30 克，白茅根、生山药各 30 克，羚羊角丝 3 克，炙甘草 6 克。

请问先生：羚羊角丝 3 克，可否用羚羊角粉 3 克代替？

老中医—李静 22:14:24

粉用 1 克可也！

龙翔九天 22:14:58

明白了，粉可直接冲服。

老中医—李静 22:15:16

对！

龙翔九天 22:22:39

感谢先生！明天即从《名老中医之路》第一辑学起。时间不早了，先生也请早点休息，注意身体！

老中医—李静 22:22:54

好的！

龙翔九天 22:23:14

祝您晚安！

十日后，朱丽安说：小女按照先生所开方剂，后又多服了几剂，现已完全康复，特发此帖，向先生叩首致谢！

小儿多痰

各位中医朋友：多谢各位朋友的关心与悉心指导，近几天身体感觉好了不少，只是又有了一个新的问题，先请教大家。我的儿子今年四岁，最近少咳多痰，阻在咽喉处，让他很难受。有一点鼻塞，两颊有点红，上面还有几个小疙瘩，舌面上有许多很小的红粒粒。前段时间得了腮腺炎，打了 4 天的吊瓶，后来就一直有点咳嗽，而且多痰。近两天食欲不好，消化不好（他从出生就食欲一般，所以身体偏瘦）。望各位朋友多献良策，许某感激不尽，最好给予详细的处方，谢谢！

余健楚：他从出生就食欲一般，所以身体偏瘦，小儿脾常不足也。前段时间得了腮腺炎，打了 4 天的吊瓶，后来就一直有点咳嗽，而且多痰者，肺常不足兼外感风寒束肺也。舌面上有许多很小的红粒粒，偏阴虚有内燥故也。治宜宣肺止咳，滋阴润燥。处方：炙麻黄 6 克，杏仁 9 克，炙甘草 6 克，生石膏 15 克，桑叶 24 克，天花粉 12 克，浙贝 12 克，鸡内金 24 克，生山药 24 克，白茅根 15 克，蜂房 5 克，生黄芪 12 克，桔梗 9 克。

学生李洪波：余健楚方可加 2 味药，桑椹 15 克滋阴润燥，丹参 12 克治舌面上有许多很小的红粒粒，有瘀热也，故需活血化瘀。此次病好之后，须长服用滋阴润燥、健脾胃之药：桑叶 15 克、桑椹 15 克、怀山药 20 克、生鸡内金 15 克，水煎服。

李静：此证确属肺脾阴虚瘀火之体，从舌尖红紫斑点即可辨出，余健楚用衡通止咳汤较为接近，洪波加药较为得体。方中麻黄不必用炙，浙贝量用 9 克即可，鸡内金需用生者，量也不需那么重。故，可用衡通止咳汤加味：

麻黄 6 克，杏仁 9 克，炙甘草 6 克，生石膏 15 克，桑叶 15 克，天花粉 9 克，浙贝 9 克，生鸡内金 9 克，生山药 24 克，白茅根 15 克，蜂房 5 克，生黄芪 10 克，桔梗 9 克，丹参 12 克，三剂，咳嗽止后，服洪波方善后，生鸡内金用 9 克即可。

衡通法论治小儿病

儿科应用中药，要因人、因病、因时，选择内服汤剂、不同剂型中成药、药物外治法，或单用、或合用，择优选用。例如，发热患儿的治疗，一般以汤剂疗效最好，若患儿呕吐而无法服药可改为直肠给药，如需应急或当同时补液可用静脉给药，伴昏迷者可鼻饲给药等。

　　小儿汤剂的煎服方法，一般与成人相同。但小儿服药量需比成人小。汤剂处方用药总量，一般新生儿用成人量的 1/6，幼儿及幼童用成人量的 2/3 或用成人量，学龄儿童用成人量。用药总量的减少，可以通过减少药味和每味药的药量来达到。

　　汤剂煎煮前放水不要太多，一般以浸透后水能淹没药物为适宜。煎出的药液总量，要根据年龄大小来掌握，一般婴儿 60 ～ 100ml，幼儿及学龄前儿童 150 ～ 200ml，学龄儿童 200 ～ 250ml。每日服药次数，按照患儿每次服药量和病情特点灵活掌握，可分 3 ～ 5 次不等。

　　小儿服药方法也要符合小儿特点与病情需要。服用汤药，对年龄较大的孩子尽量讲清道理，争取他们主动配合。对婴幼儿畏服苦味汤药者，可在汤药中加少量白糖类矫味。若患儿拒服汤药，则只能灌服，固定患儿头手，待小儿张口时，将药匙送入其舌根部，倾倒药液后，听到患儿咽下声再退出药匙。不可捏鼻强灌，免得呛入气管，造成危险。服用丸剂、片剂，必须先研成细末，再加水或米汤调服。合剂、口服液可直接灌服。各种药物服入后，都可以再服几匙温开水或糖水，去除口中苦味。因此，给患儿服药首先需与家长沟通，家长要有耐心。